OCTアンギオグラフィ コアアトラス

ケースで学ぶ読影のポイント

編　　　集　吉村　長久（北野病院病院長）
編 集 協 力　加登本　伸（京都大学大学院医学研究科眼科学）

執筆（50音順）　赤木　忠道（京都大学大学院医学研究科眼科学）
　　　　　　　飯田　悠人（京都大学大学院医学研究科眼科学）
　　　　　　　宇治　彰人（京都大学大学院医学研究科眼科学）
　　　　　　　大音　壮太郎（京都大学大学院医学研究科眼科学）
　　　　　　　加登本　伸（京都大学大学院医学研究科眼科学）
　　　　　　　畑　匡侑（University of Montreal, Biochemistry and Molecular Medicine）
　　　　　　　藤本　雅大（京都大学大学院医学研究科眼科学）
　　　　　　　三輪　裕子（京都大学大学院医学研究科眼科学）
　　　　　　　村岡　勇貴（京都大学大学院医学研究科眼科学）
　　　　　　　村上　智昭（京都大学大学院医学研究科眼科学）

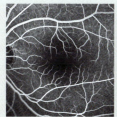 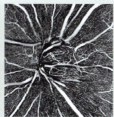 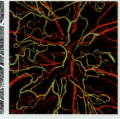 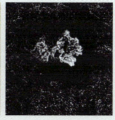

医学書院

OCT アンギオグラフィコアアトラス
―ケースで学ぶ読影のポイント

発　行　2017年4月1日　第1版第1刷Ⓒ
　　　　2019年3月15日　第1版第2刷

編　集　吉村長久
　　　　　　よしむらながひさ

発行者　株式会社　医学書院
　　　　代表取締役　金原　俊
　　　　〒113-8719　東京都文京区本郷 1-28-23
　　　　電話　03-3817-5600（社内案内）

印刷・製本　横山印刷

本書の複製権・翻訳権・上映権・譲渡権・貸与権・公衆送信権（送信可能化権を含む）は株式会社医学書院が保有します．

ISBN978-4-260-03005-2

本書を無断で複製する行為（複写，スキャン，デジタルデータ化など）は，「私的使用のための複製」など著作権法上の限られた例外を除き禁じられています．大学，病院，診療所，企業などにおいて，業務上使用する目的（診療，研究活動を含む）で上記の行為を行うことは，その使用範囲が内部的であっても，私的使用には該当せず，違法です．また私的使用に該当する場合であっても，代行業者等の第三者に依頼して上記の行為を行うことは違法となります．

JCOPY〈出版者著作権管理機構　委託出版物〉
本書の無断複製は著作権法上での例外を除き禁じられています．複製される場合は，そのつど事前に，出版者著作権管理機構（電話 03-5244-5088，FAX 03-5244-5089，info@jcopy.or.jp）の許諾を得てください．

序

　日本に光干渉断層計(optical coherence tomography：OCT)が導入されたのは1997年です．それから20年が経ち，OCTは長足の進歩を遂げました．今やOCTなしに眼底疾患の診療をすることは不可能といって差し支えありません．導入当初のOCTはtime-domain方式によるもので，撮像時間も長く，また画像の解像度もよくありませんでした．しかし，2006年にspectral-domain OCTが市販され，撮像速度も画像の質も大幅に向上しました．その後，spectral-domain OCTが標準となり，国内外の会社がいくつものspectral-domain OCTを販売しています．spectral-domain方式では，反射鏡を機械的に動かす必要がないためもあって，撮像速度を大幅に短縮することが可能となります．このことは，単位時間に取得できる画像の枚数が大きく増加することにつながります．本書が扱っているOCTアンギオグラフィ技術が可能となったのには，spectral-domain方式がしっかりと定着したことが大きな役割を果たしています．

　私がOCTアンギオグラフィを最初に見たのは2005年だったと記憶しています．当時から，この技術を非常に興味深く見ていましたが，直ちに臨床応用できるものだとは思いませんでした．それから10年余りが経ち，OCTアンギオグラフィは新しい眼底画像診断技術としての地位をしっかりと築きつつあります．蛍光色素を使用することなく，眼底の微細な血管構造を描出できるこの技術は，OCTが眼底疾患の診療をすっかり変えてしまったことと同様に，眼底疾患の診療に大きな変革をもたらす可能性があります．

　しかし，OCTアンギオグラフィが臨床現場に本格導入されてからの時間が短いため，その利用方法，得られる情報の臨床的価値など，OCTアンギオグラフィについては，まだまだ研究が必要です．数多くの臨床現場で使用して初めて明らかになる臨床的な価値の探索がまだ十分ではありません．このため，OCTアンギオグラフィを現時点で成書にまとめるのは早すぎるとする考え方もあるように思います．私自身も，そのように考えています．ただ，昨年，医学書院から『加齢黄斑変性　第2版』を出版したときにOCTアンギオグラフィの情報を盛り込めなかったことがずっと気に掛かっていました．本書は『加齢黄斑変性　第2版』のOCTアンギオグラフィ所見を補うことはもちろん，糖尿病網膜症，網膜血管閉塞症，緑内障，視神経疾患などできるだけ広い範囲の眼科疾患について記載を試みました．また，OCTアンギオグラフィの利用方法，臨床的価値をできるだけわかりやすくまとめたつもりです．本書がこれからOCTアンギオグラフィの勉強をしてみたい，あるいはOCTアンギオグラフィの知識を整理したい読者の皆様のお役に立つことを希望致します．

最後に，京都大学眼科学教室の皆様，そして，編集に多大な協力をいただいた加登本伸先生に深謝いたします．また，医学書院の方々にも厚くお礼を申し上げます．

　2017年2月　大阪にて

吉村長久

目次

第1章 OCTアンギオグラフィの原理
宇治彰人・加登本 伸

- OCTの基本 ………………………………………………………… 2
- OCTAの基本 ……………………………………………………… 6
- OCTA読影のうえで注意すべきアーチファクト ………………… 9

第2章 正常眼底
加登本 伸

- OCTAによる正常眼底像 ………………………………………… 16
- FA/ICGAとOCTAの描出の違い ………………………………… 22
- 正常視神経乳頭 …………………………………………………… 26

第3章 黄斑疾患
大音壯太郎

- 滲出型AMD（type1 CNV） ……………………………………… 32
- 滲出型AMD（type2 CNV） ……………………………………… 36
- PCV ………………………………………………………………… 38
- pachychoroid neovasculopathy ………………………………… 42
- RAP（type 3 neovascularization） ……………………………… 44
- 萎縮型AMD ………………………………………………………… 47
- 近視性CNVと単純出血 …………………………………………… 49
- 網膜色素線条 ……………………………………………………… 52
- 黄斑部毛細血管拡張症 …………………………………………… 54

第4章 緑内障
赤木忠道・飯田悠人

- 視神経乳頭 ………………………………………………………… 64
- 原発開放隅角緑内障 ……………………………………………… 66
- 続発緑内障 ………………………………………………………… 69
- 強度近視を伴う緑内障 …………………………………………… 73
- preperimetric glaucoma ………………………………………… 76

第5章　糖尿病網膜症

村上智昭・三輪裕子・藤本雅大・宇治彰人

- 網膜内細小血管異常 ………………………………………………………… 80
- 無灌流領域 …………………………………………………………………… 85
- 毛細血管瘤 …………………………………………………………………… 88
- 糖尿病黄斑浮腫 ……………………………………………………………… 94
- 抗VEGF薬投与前後の糖尿病黄斑浮腫 …………………………………… 99
- 抗VEGF薬投与後1年の治療経過 ………………………………………… 102
- 虚血性黄斑症 ………………………………………………………………… 106
- 虚血性黄斑症の程度別評価 ………………………………………………… 108
- 増殖糖尿病網膜症 …………………………………………………………… 112
- 硬性白斑 ……………………………………………………………………… 118

第6章　網膜動静脈閉塞性疾患

村岡勇貴

- 網膜静脈閉塞症(RVO)に認める無灌流領域(NPA) ……………………… 123
- RVOに伴うNPAと視機能との関連 ………………………………………… 125
- RVOに伴う乳頭新生血管(NVD) …………………………………………… 127
- 陳旧期BRVOに認める毛細血管瘤(MA) …………………………………… 130
- RVOに認める異常血管網 …………………………………………………… 133
- CRVOに認める乳頭部側副血行路 ………………………………………… 135
- BRAOに認める網膜虚血(軽度) …………………………………………… 137
- BRAOに認める網膜虚血(重度) …………………………………………… 139
- 大動脈炎症候群(高安病,脈なし病) ……………………………………… 141

第7章　神経眼科疾患・その他

畑 匡侑

- 前部虚血性視神経症(AION) ……………………………………………… 146
- 視神経網膜炎 ………………………………………………………………… 150
- 圧迫性視神経症 ……………………………………………………………… 154
- 視神経鞘髄膜腫 ……………………………………………………………… 157
- 乳頭腫瘍 ……………………………………………………………………… 159

- 索引 …………………………………………………………………………… 161

第1章

OCTアンギオグラフィの原理

光干渉断層計(optical coherence tomography：OCT)は非侵襲的に網膜の断層像を得ることができ，現代の眼科診療に不可欠な装置といっても過言ではない．OCTの進歩は目覚ましく，より高速に，高画角で高画質な画像を取得できるようになってきた．撮像対象も，網膜以外に脈絡膜，硝子体，前眼部と広がり，今後ますますの発展が期待される．近年，このOCT信号から眼底に存在する血管情報を抽出し，画像化するOCTアンギオグラフィ技術(OCT angiography：OCTA)が注目されている．本章では，まずOCTで取得される眼底の断層画像と画像処理について概説し，次にOCTAの基本原理および注意すべきアーチファクトについて説明する．

OCTの基本

OCTはマイケルソン干渉計の原理を応用して，生体組織の断層像を映し出すことが可能である．撮像方式としてはspectral-domain(SD)方式，swept-source(SS)方式の2種に大別されるが，いずれも低コヒーレント光を用い，$10\mu m$以下の高い軸分解能で組織の詳細な構造を再構成することが可能である．さまざまな網膜スキャンが可能であり，一般に網膜のある一点で眼底の奥行き方向の断層に関する情報を取得することをAスキャン，Aスキャンをそれと直交する方向に走査し眼底の断層に関する情報，すなわち2次元画像を取得することをBスキャンと呼ぶ．診療で用いられる網膜の断層像はBスキャンであり，網膜厚のマップ表示はこのBスキャンをそれと直交する方向に走査した3次元画像である(volume scan)．また，網膜スキャンは直線的なものばかりではなく，緑内障や乳頭腫脹の評価目的で視神経乳頭周囲を円形にスキャンすることが可能なOCT装置もある．

▶スペックルノイズリダクション

Bスキャンをvolume scanのように並べて走査せずに，眼底面上の同一ラインを繰り返し走査し，同一断面の画像を複数枚取得することも可能であり，スペックルノイズリダクションや，後述するOCTAに用いられてい

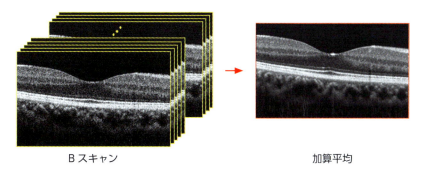

図 1-1 加算平均によるスペックルノイズリダクション
黄斑部のBスキャン画像50枚に対して位置合わせを行い,加算平均を行った例である.1枚のBスキャン画像ではスペックルノイズの影響が強く現れ画像が粗くみえるが,加算平均処理により平滑化される.

る.OCT断層画像は,1枚ではスペックルノイズが強く影響するため画像が粗くみえるが,同一ライン上で取得した複数の断層画像に対して位置合わせを行った後,これらを加算平均することでランダムに生じるスペックルノイズが平均化され,画像のコントラストを向上させることが可能である(スペックルノイズリダクション)(図1-1).このスペックルノイズリダクションは,高画質化した現代のOCTでは必須の処理であるといえ,ほとんどの商用機で採用されている.volume scanに対してスペックルノイズリダクションを行う目的で,構成するすべてのBスキャンについて複数枚ずつスキャンすることが可能な機種もあるが,スキャン枚数を増やしすぎると,被検者の固視の状態にもよるが撮影時間がかかりすぎてしまう.そのため,スキャン枚数を増やさずに,隣り合うBスキャン同士で加算平均処理を行う手法(moving average)を採用している機種もある.この場合,厳密には異なる箇所をスキャンした画像同士の演算であるため1枚ごとの像はぼやけるが,一定のスペックルノイズリダクション効果は得られ,後述するen faceイメージングにおいても有用である.

▶網膜層構造のセグメンテーション

網膜は層ごとに輝度値が異なるため,隣接する2層の境界には濃度値のコ

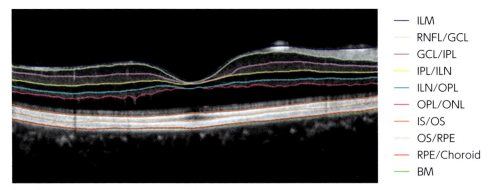

図1-2 網膜のセグメンテーション結果
ILM：内境界膜，RNFL：網膜神経線維層，GCL：神経節細胞層，IPL：内網状層，ILN：内顆粒層，OPL：外網状層，ONL：外顆粒層，IS：視細胞内節，OS：視細胞外節，RPE：網膜色素上皮，BM：ブルッフ膜．

ントラスト（エッジ）が生じる．そこで，このコントラストに注目して層の境界を抽出し，算出される網膜各層の厚みが診断に利用されている（図1-2）．このようなコントラストの存在する領域を抽出する手法にはさまざまなものがあり，各OCT装置で異なるが，例えばコントラストをエッジとみなしてエッジ検出フィルタを断層像に適用することでエッジを検出し，層位置を抽出する方法などがある．通常，健常眼ではセグメンテーションが良好であったとしても，黄斑浮腫や強度近視，中間透光体の混濁による信号強度の低下がある症例では，層境界を高精度に検出できずにセグメンテーションエラーとなる場合があるため，OCT断層画像との整合性を確認する必要がある．セグメンテーションの精度は網膜厚のマップ表示やen face画像に大きな影響を与える．

▶en face OCT画像

OCTの3次元断層画像から，擬似的に眼底画像を構築することが可能であり，構築される画像はen face画像と呼ばれる．en face画像は，眼底平面上の2次元ラスター走査範囲において，各Aスキャンの代表値（平均値や中央値）を求め，眼底像を投影（projection）し，生成する．代表値を決定する際，上述したセグメンテーションを行い，所望の網膜層を選択することが可

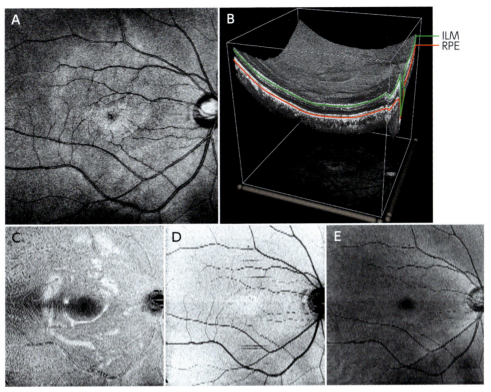

図1-3 SLO画像とen face画像
A 黄斑を中心とするSLO画像．**B** SLOと同位置のOCT3Dボリューム画像．図中の緑線が内境界膜（ILM），赤線が網膜色素上皮（RPE）/choroidのセグメンテーションラインである．**C** OCT3Dボリューム画像の中からILM以下20μmの層のみで構築したen face画像．この画像からは，黄斑周辺で神経線維の走行がみえる．**D** RPE以下30μmの層から構築したen face画像．網膜内層に走行する中大血管のシャドウの影響で，実際には存在しない上層の血管形状が黒く現れる．**E** 全深さ範囲のデータから構築したen face画像．

能であることから，en face画像は網膜各層の投影画像を生成することができる．これにより，en face画像は焦点深度のとても浅い走査型レーザー検眼鏡（scanning laser ophthalmoscope：SLO）のように用いることができ，病変を詳細に面で捉えることができる（図1-3）．また，en face技術はOCTAの要素技術の1つである．

OCTAの基本

OCTAはOCTを機能的に拡張し，血液の流れからモーションコントラストを検出することにより微小血管系を描出する技術の総称である．造影剤を用いずに高精細な画像を取得できる本技術は，蛍光眼底造影の代わりとなるばかりでなく，それ以上の情報を与えてくれる可能性を秘めたまったく新しいイメージングモダリティとして注目を集めている．一方で，画像上に特有のアーチファクトも生んでしまう．OCTAの原理を理解し，アーチファクトの種類を把握，認識することがユーザーに求められているといえる．

▶血流信号の検出

OCTAは同一箇所を繰り返しスキャンし，取得した複数の断層画像の間で変化する箇所を抽出することによって画像が生成される．取得した複数枚の画像を上述のように加算平均に用いるのではなく，画像間の「違い」を検出するのに用いる．静的な構造物は微小な変化しかみせず，血管を通る血流のように動的な構造物は複数の画像間で大きな変化を示す．

網膜のBスキャンにおいて経時的に変化しうるものは血流のみであるといえる（図1-4）．模式的に考えると図1-5Aのように血管を通る赤血球がOCTビームに当たり反射・散乱が血管で大きく起こる場合と，図1-5Bのように赤血球がない血管をOCTビームが通り抜ける場合とで，OCT装置に戻る光が変化する．この断層像を取得するタイミングによって組織の断層像にみえる信号強度の変化が抽出され，血管の存在箇所が画像化される．

複数のBスキャン間での比較にはさまざまな手法が用いられており，断層画像間の脱相関（decorrelation：相関度の逆）や差分，分散などを用いる方法が報告されている．例えば，図1-6においてn枚撮影した断層画像の中でi番目の画像とi+1番目の画像を比較し，強度が変化している箇所を抽出した画像（decorrelation image）を作成する．一般に，Bスキャン2枚から作成した場合はdecorrelation imageは1枚，Bスキャン4枚から作成した場合は3枚と，元のスキャンが多いほど同一箇所におけるdecorrelation

OCTAの基本

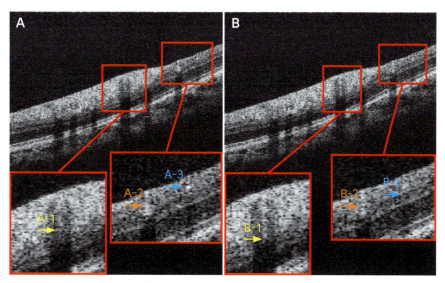

図1-4 同位置スキャン画像における血管部の見え方の変化
網膜層の信号強度はAとBで大きく変化しないが，血管内部の信号強度は変化が確認できる．A-1とB-1を比較すると，B-1のほうが血管内部の信号強度が強い一方，A-2，A-3とB-2，B-3を比較すると，A-2，A-3のほうが信号強度が強い．

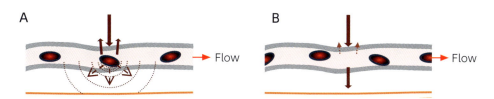

図1-5 赤血球によるOCTビームの反射・散乱を示す模式図
血管内を移動する赤血球にOCTビームが当たると，反射・散乱が大きく起こり，強い信号強度が検出されるが（A），一方でOCTビームが赤血球に当たらず，血管を通り抜ける場合，赤血球にビームが当たる場合と比較して血管部の信号強度は弱く検出される（B）．この信号強度の違いを算出して，OCTA画像を生成する．

imageの枚数も多く，これらをすべて使用することでよりコントラストの高い血管像を得られる．OCT断層像の信号強度が高い場合は変化が容易に観測できるが，信号強度が小さい場合はノイズの変動と相まって血流があるために，信号強度の変化かランダムなノイズによる信号強度変化か判別不能な

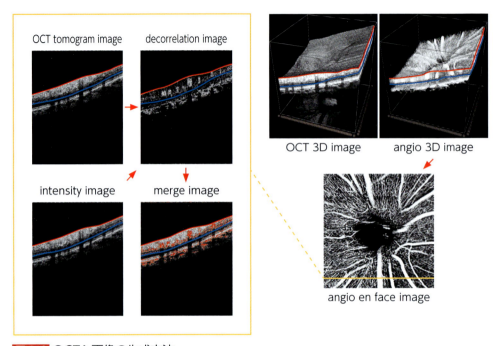

図 1-6 OCTA 画像の生成方法

OCT で繰り返し同じ位置をスキャンし,decorrelation image を生成する.この処理を位置を変えながら眼底の所望の範囲で行うことで angio 3D image を得ることができる.この angio 3D image の任意の層を抽出することで angio en face image を得ることができる.図中の赤線は ILM,青線は OPL/ONL 境界であり,図中の angio en face image はこれらの間の層から構築したものである.

領域がある.特に,脈絡膜深部から強膜では網膜色素上皮(retinal pigment epithelium:RPE)の色素や脈絡膜毛細血管板の密な血管での光吸収によりOCT ビームが届きにくくなるため,OCT 信号強度がノイズに埋もれやすくなる.このようなノイズを血管として認識しないように,OCTA 装置ではノイズ特性に合わせた閾値を設定し,その閾値以下の小さい強度の箇所ではOCTA の算出を行わないなどの工夫が実装されている.

▶血管像の構築

　動的な変化を抽出したスキャンだけでは連続的な血管像を得ることはできず,この作業を眼底の目標とする範囲で密に繰り返し3次元データとして取

得しなければならない(図 1-6).上述の en face OCT 画像の要領で,断層像から網膜層構造に沿ってセグメンテーションを行い,注目している層の血管画像データのみを利用した画像を形成することで,特定層の血管像を 2 次元的に観察することが可能となる.よって,正確で高精細な OCTA 画像を得るためには,B スキャンにおける動的変化の抽出の精度だけではなく,volume scan の精度やセグメンテーションの精度が高くなくてはならず,これらの精度向上は今後も技術向上が求められる OCTA の要素技術である.現行の OCTA では,通常の OCT による volume scan と比較して,OCTA を行うにはより多くのスキャン枚数を正確に得る必要があり,高精細でコントラストが高く,広範囲の OCTA 画像を得ようとすると膨大な時間がかかってしまうため,OCTA の撮影範囲は狭い範囲に限定される.

通常,脈絡膜深部から強膜にかけては光の吸収により OCT 信号強度が弱く,ノイズに埋もれやすいため,閾値処理により OCTA 画像では血管が描出されない領域が多いが,RPE 萎縮など目の状態によっては,脈絡膜血管も鮮明に描出されるという報告もされている.

OCTA 読影のうえで注意すべきアーチファクト

通常の OCT 読影においても,血管や出血,硬性白斑などの信号強度の強い構造物の外側は影をひいたり,セグメンテーションエラーがしばしば起こったりすることはよく知られている.OCTA 画像においてもこのような OCT が本来抱える問題は引き継がれる.OCTA のアーチファクトとして,臨床的なものから技術的なものまで原因は以下のようなものが挙げられる.

▶対象眼の本質的な特性によるアーチファクト

SD-OCT では OCT ビームには 800 nm 帯の光源が,SS-OCT にはそれよりも長い波長の 1000 nm 帯の光源が利用されている.より長波長の OCT ビームとすることで組織深部の情報を取得しやすくなるが,深さ分解能が低くなるというトレードオフが存在する.両手法とも,RPE の色素と脈絡膜

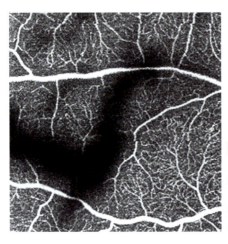

図1-7 硝子体混濁により生じるアーチファクトの1例

硝子体混濁により網膜を照射するOCTビームの強度が弱くなり，OCT断層像が暗くなる位置が生じる．この信号強度がノイズレベルまで弱くなった領域では，OCTA解析ソフト内で閾値処理されOCTA画像が黒く表示される．

毛細血管板の高い血管密度により吸収・散乱が起こるため，脈絡膜の信号は網膜と比較して低くなる．また，どちらのOCTでも中間透光体の濁りにより信号強度は弱くなってしまう．白内障による混濁や硝子体出血では全体的なOCT信号強度の低下を来すが，飛蚊症を訴える生理的硝子体混濁例では，OCTA画像上に影のように現れる局所的なOCT信号強度の低下を来すこともまれではない（図1-7）．

▶OCTデータ取得，生成過程におけるアーチファクト

　　OCTAでは，OCTビームがスキャンしている最中に，赤血球の有無によって血管での反射する光が変化することを利用し，その変化量を画像化している．反射した光はOCTA装置へと戻り画像生成に使用されるが，反射することで，より外側の高輝度反射層，例えばRPEなどに落ちた影も画像化されてしまう（図1-8）．つまり，RPEはOCT画像で高輝度なラインとして描出されるが，血管の直下では影が落ちたり落ちなかったりすることでRPE上に低輝度のちらつきが発生するため，強度が変化している箇所を抽出するOCTA画像ではそこに血管があるかのように画像化されてしまう．このようなアーチファクトは，上層の血管が投影された形で画像化されるため，プロジェクションアーチファクトと呼ばれている．

OCTA読影のうえで注意すべきアーチファクト

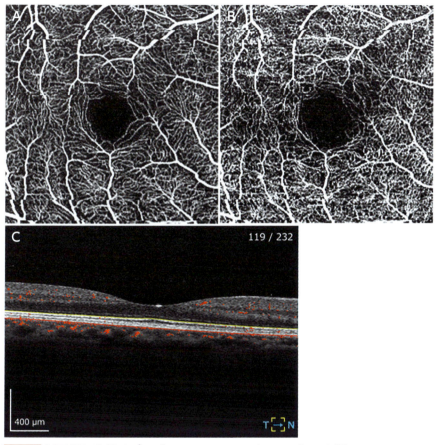

図1-8 RPE層に生じるプロジェクションアーチファクトの1例
A セグメンテーションにより，網膜表層の血流信号のみを抽出し作成した血管像．
B 網膜内層の血管を通過したOCTビームは血流の影響を受け，血管直下のOCT断層像の信号強度が変化してしまう．RPE層の信号強度の変化を描出した結果，BのようにRPE層にあたかも血管があるかのようなプロジェクションアーチファクトが生じてしまう．
C intensity imageとdecorrelation imageの合成Bスキャン画像．赤色がdecorrelation image．赤い血流信号は網膜表層以外に，RPE層にも確認できる．

　一方，外顆粒層は他の層と比較して信号強度が低いため，網膜血管の直下の外顆粒層では血管像の画像化に有効な影のちらつきが発生しない．そのため，ノイズを除去する閾値処理により，暗い血管の影が画像化される（**図1-9**）．

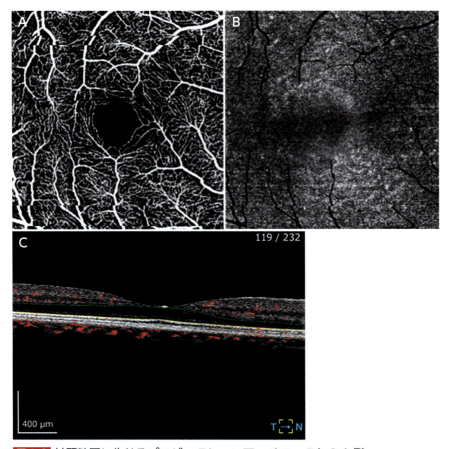

図 1-9 外顆粒層に生じるプロジェクションアーチファクトの1例
A セグメンテーションにより，網膜表層の血流信号のみを抽出し作成した血管像．
B 元来信号強度が低く検出される外顆粒層では，網膜内層の血管により OCT ビームが吸収された結果，血管直下の部位で信号強度がノイズレベルまで弱くなることがある．網膜内層の血管に対応する領域は，OCTA 解析ソフト内で閾値処理され OCTA 画像において黒い線で表示される．
C intensity image と decorrelation image の合成 B スキャン画像．赤色が decorrelation image．外顆粒層に血流信号は認められない．

▶**眼球運動の補正が不完全なことによるアーチファクト**

　　　　　OCTA では同一箇所で撮影を行った複数の断層像を比較しているが，誤って異なる組織位置同士での比較を行うと，断層像全体で脱相関値が大きくなってしまう．そのため2次元 OCTA 画像に構築すると，誤った比較を

OCTA読影のうえで注意すべきアーチファクト

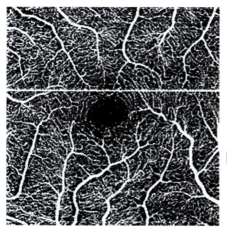

図 1-10 ソフト内の画像位置合わせ不足によるアーチファクトの1例(白線)
OCTA画像生成ソフト内で行われる複数Bスキャン間の相互の位置合わせの精度不足により,脱相関値が高くなってしまったBスキャン位置が白い線となって現れている.

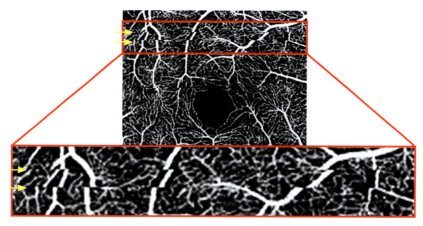

図 1-11 トラッキングミスによるアーチファクトの1例(血管の不連続性)
眼底撮影中の眼球運動に対応する撮影個所のトラッキング機能による補正が不十分となることがある.赤枠で示した領域では横方向にずれた位置で撮影がされており,図のように連続した血管が繋がらず表示されてしまう.

行った位置のみが白い(脱相関値が高い)線として表示されてしまう(図1-10).また,decorrelation imageを生成する各ライン上の処理は問題なくても,撮影時間内に生じた目の動きに装置が追従できずに,不連続な血管を画像化することもある(図1-11).

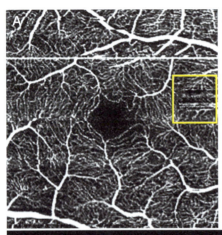

図1-12 セグメンテーションの失敗によるアーチファクト

断層像右側において(**B**)，ソフトウェア上でILM(緑線)とIPL/INL界面(青線)の層境界面を人工的に誤認識させたシミュレーションの結果．注目する層のOCTA信号を表示することができずOCTA画像の黄色枠のように縞模様が現れている(**A**)．

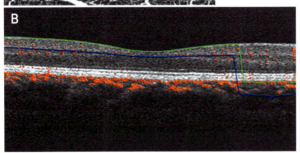

▶ **セグメンテーションの失敗によるアーチファクト**

　通常，OCTA画像を表示する際には，セグメンテーション処理により注目する網膜層のみの血管画像を2次元的に観察する．層の誤認識によってこのセグメンテーション処理が失敗することでもアーチファクトは生じる．セグメンテーションが失敗した場所では異なる層の画像を表示することとなる．正常眼でのセグメンテーションにミスが発生することはまれであるが，疾病を有する眼では網膜の萎縮や浮腫，出血，硬性白斑，剝離などにより複雑な網膜形状を有するため，セグメンテーションがうまくいかない例が多々みられる(**図1-12**)．

第2章

正常眼底

OCTA による正常眼底像

ヒトの網膜は網膜血管と脈絡膜血管により血液供給を受けている．網膜血管は網膜表層から外網状層（outer plexiform layer：OPL）までの内層を栄養し，脈絡膜血管は外顆粒層（outer nuclear layer：ONL）から網膜色素上皮細胞層（RPE）を栄養している．網膜中心動脈由来である網膜血管はさらに最表層の放射状乳頭周囲毛細血管（radial peripapillary capillaries：RPCs），表層毛細血管網，中層毛細血管網および外層血管網からなる深層毛細血管網の3層から構成される．脈絡膜血管は短後毛様体動脈由来であり，脈絡毛細血管板とHaller層およびSattler層からなる脈絡膜中大血管から構成される．

フルオレセイン/インドシアニングリーンの静脈内注射による血管造影検査（fluorescein angiography：FA/indocyanine green angiography：ICGA）は網膜病変検索や網膜血管評価のゴールドスタンダードとなっている．しかしながら，造影剤によるアレルギー反応を起こしうる侵襲的な検査であり，FA/ICGAでの頻回検査を行うことは現実的に難しく，OCTAを用いることで，非侵襲的に3次元構造での血管構造を評価できる．図2-1は正常眼のFA/ICGA画像と各層での網脈絡膜血管を描出したOCTA画像である．それぞれの層における特徴およびFA/ICGA画像とOCTA画像の違いについて概説する．

網膜浅層（図2-2A, E）は神経線維層（nerve fiber layer：NFL）から神経節細胞層（ganglion cell layer：GCL）までのOCTA画像で評価されるが，多くの機種では内境界膜（internal limiting membrane：ILM）より3μm下から内網状層（inner plexiform layer：IPL）より15μm下までの層で評価されている．OCTA画像では主要網膜動静脈，表層毛細血管網だけでなく，RPCsも鮮明に描出されている．主要網膜動静脈は上下の血管アーケードより中心窩に向かって走行している．表層毛細血管網は主要網膜動静脈より分岐し網目状に分布する．糖尿病網膜症による網膜内細小血管異常（intraretinal microvascular abnormalities：IRMA）や新生血管，網膜静脈閉塞症による無灌流領域（nonperfusion area：NPA）はこの層で認められやすい．

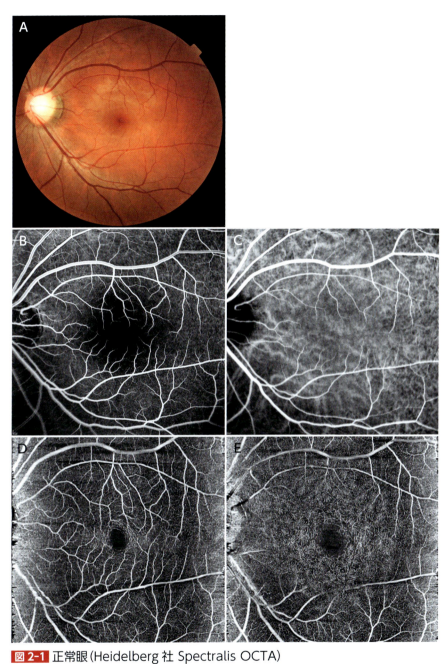

図 2-1 正常眼（Heidelberg 社 Spectralis OCTA）
A 左眼眼底写真．**B** FA 24 秒．**C** ICGA 24 秒．**D** 網膜浅層の OCTA．**E** 網膜深層の OCTA．

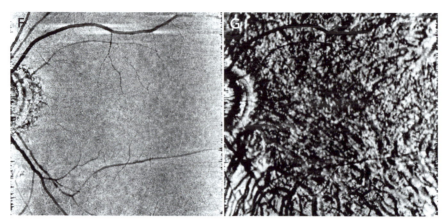

図 2-1 正常眼(Heidelberg 社 Spectralis OCTA)(つづき)
F 脈絡毛細血管板の OCTA. **G** 脈絡膜中大血管層の OCTA.

　網膜深層(**図 2-2B**)は内顆粒層(inner nuclear layer:INL)から ONL までの OCTA 画像で評価されるが,網膜浅層と同様に多くの機種では IPL より 15μm 下から OPL より 70μm 下までの層で評価されている.網膜深層の血管は中層毛細血管網と外層毛細血管網が INL を包み込む放射状,水平状に織り込まれた構造をしており,スキャンの幅を変えることで,表層毛細血管網と深層毛細血管網(中層＋外層毛細血管網)の連続的な連絡を確認することが可能である.糖尿病網膜症での毛細血管瘤は網膜浅層より網膜深層のほうが検出頻度が高い傾向にある.また,網膜静脈閉塞症における毛細血管走行異常(蛇行)や NPA の広さは網膜浅層と比較し,より際立っている.

　脈絡毛細血管板(**図 2-2C**)はブルッフ膜より約 5μm 強膜側で厚みが 5〜10μm の密な編み目の 1 枚シート状の毛細血管網である.視細胞に必要な栄養や酸素の供給源となっており,加齢黄斑変性(age-related macular degeneration:AMD)をはじめとする網膜病変と密接に関わっている.OCTA 画像では浅層,深層に分布する血管網の血管影(赤矢頭)とプロジェクションアーチファクト(黄矢頭)がアーチファクトとして認められやすく,脈絡毛細血管板領域の高信号が新生血管などの血流成分なのかアーチファクトによるものなのか解釈において注意が必要である.

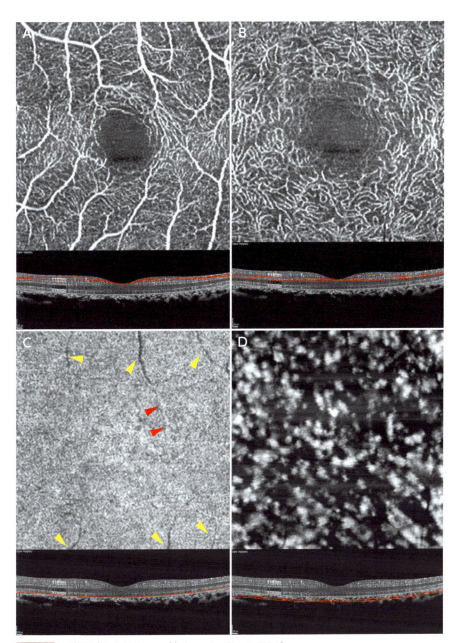

図 2-2 正常眼(Heidelberg 社 Spectralis OCTA)
A-**D** 網膜浅層,網膜深層,脈絡毛細血管板,脈絡膜中大血管層(3 mm×3 mm)の OCTA と B スキャン像(decorrelation image).

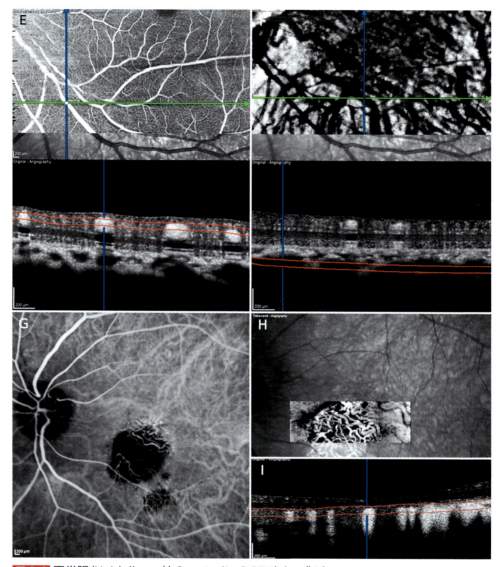

図 2-2 正常眼（Heidelberg 社 Spectralis OCTA）（つづき）

E-F 網膜浅層，脈絡膜中大血管層（血管アーケード近傍）のOCTAとBスキャン像（decorrelation image）．**G-I** 地図状萎縮症例におけるICGA（1分25秒）および脈絡膜中大血管層のOCTAとBスキャン像（decorrelation image）．

脈絡膜中大血管(図 2-2D, F)はブルッフ膜から約 100 μm 強膜側で厚みが約 40 μm の領域で評価される．脈絡膜中大血管は RPE に障害が認められていない状態では低信号で描出される．低信号で描出される機序として，脈絡膜深部では RPE での光の吸収により OCT 信号強度が弱く，ノイズに埋もれやすいため閾値処理により OCTA 画像として血管が描出されにくいことや，脈絡膜血管径が網膜動静脈より太くかつ血流速度が速いことから血管内で乱流が生じている(レイノルズ数が大きい)ことが考えられている．また，地図状萎縮症例で RPE が萎縮，欠損している場合の脈絡膜中大血管領域は網膜血管と同様に高信号で描出される(図 2-2G-I)ことから，RPE によるブロックが原因であるとも考察されている．しかしながら，RPE 下でも脈絡膜間質構造が高信号であることから一概にブロックや血流速度だけでは説明できない．今後の研究が待たれる分野である．

FA/ICGA と OCTA の描出の違い

　FA では主要網膜動静脈と網膜表層血管網の一部を描出するが(図 2-3A, F)，網膜浅層の OCTA(図 2-3B, D)と比較すると，主要網膜動静脈だけでなく RPCs と網膜表層血管網の描出能は OCTA のほうが優れている．また OCTA は 3 次元での血管描出を可能にするため，FA では描出が十分でなかった網膜深層血管層の描出も可能となっており，網膜深層血管層での病変(糖尿病網膜症や網膜静脈閉塞症など)に対する定量的評価も可能となった．ただし OCTA の原理上，血流(赤血球)の差分を信号として描出しているため，FA で評価可能である血管閉塞による灌流遅延や血管壁障害による血漿漏出，血漿の浸透による組織染は OCTA では描出されないことに注意が必要である．血漿漏出所見が OCTA では描出できないことから逆に新生血管の形態をより詳細に評価できることも OCTA の利点である．

　ICGA では主要網膜動静脈だけでなく脈絡膜血管を描出する(図 2-3G)．前述の通り OCTA では脈絡膜血管は黒く描出される(図 2-3E)．脈絡膜血管自体の形態評価は OCTA よりも swept-source OCT(SS OCT) en face 画像のほうがより詳細にわかるが，SS OCTA の登場により脈絡膜血管病変の評価が spectral-domain OCTA(SD OCTA)と比較し，より深く評価できるようになった．本章では正常眼について扱っているため，脈絡膜新生血管(choroidal neovascularization：CNV)については触れないが，ICGA で認められる CNV の所見は OCTA でも詳細に観察される(第 3 章 黄斑疾患参照)．

　FA では評価が難しかった中心窩無血管領域(foveal avascular zone：FAZ)だが，OCTA により各層での FAZ を定量的に評価することが可能になった．正常眼では網膜中心窩の形態上，網膜浅層での FAZ よりも網膜深層での FAZ のほうが大きい(図 2-4A, B)ことがわかる(黄色)．また網膜循環障害では FAZ が拡大する(図 2-4C, D)ことが知られている(赤色)．

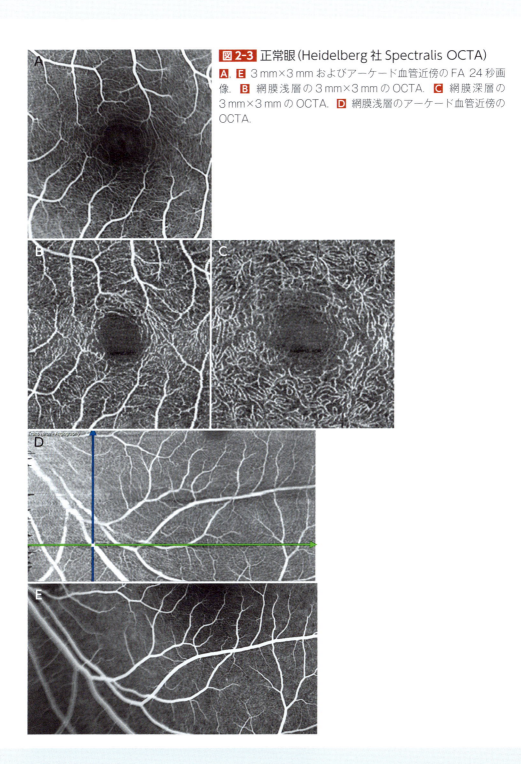

図2-3 正常眼（Heidelberg 社 Spectralis OCTA）
A, **E** 3mm×3mm およびアーケード血管近傍の FA 24 秒画像．**B** 網膜浅層の 3mm×3mm の OCTA．**C** 網膜深層の 3mm×3mm の OCTA．**D** 網膜浅層のアーケード血管近傍の OCTA．

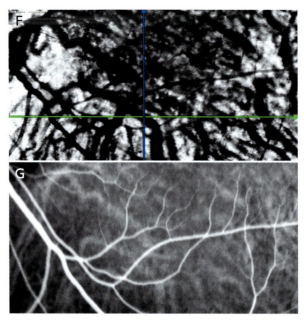

図 2-3 正常眼（Heidelberg 社 Spectralis OCTA）（つづき）

F 脈絡膜中大血管層のアーケード血管近傍の OCTA. **G** アーケード血管近傍の ICGA 24 秒画像.

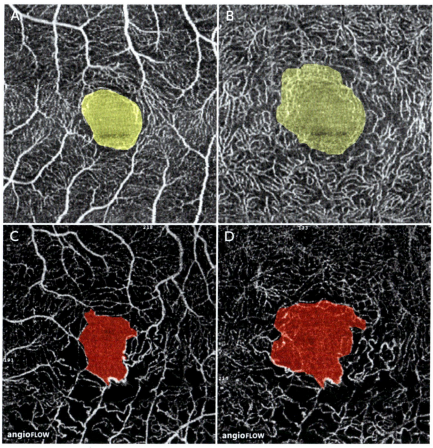

図 2-4 正常眼（A-B：Heidelberg 社 Spectralis OCTA, C-D：Optovue 社 AngioVue）

A 網膜浅層の 3 mm×3 mm の OCTA での FAZ（正常眼）．**B** 網膜深層の 3 mm×3 mm の OCTA での FAZ（正常眼）．**C** 網膜浅層の 3 mm×3 mm の OCTA での FAZ（BRVO 眼）．**D** 網膜深層の 3 mm×3 mm の OCTA での FAZ（BRVO 眼）．

正常視神経乳頭

　視神経乳頭は主に3種類の供給源から血液供給を受けており，①網膜部分は網膜細動脈から，②篩状板前組織は傍乳頭脈絡膜動脈や短後毛様体動脈から，③篩状板は短後毛様体動脈の枝から血液供給を受けている．OCTAの乳頭解析では視神経乳頭，乳頭周囲の網膜，脈絡膜の血流状態を非侵襲的に確認することが可能である．

　図2-5は正常眼で，B, Cは正常眼の視神経乳頭の表層のOCTA画像である．OCTAにおける乳頭解析ではセグメンテーションの仕方によって，乳頭周囲の網膜表層や脈絡膜，乳頭部の篩状板前組織，篩状板の血流の評価が可能である．Dは通常のOCT Bスキャン画像で，Eは同部位の血流信号を描出した画像である．

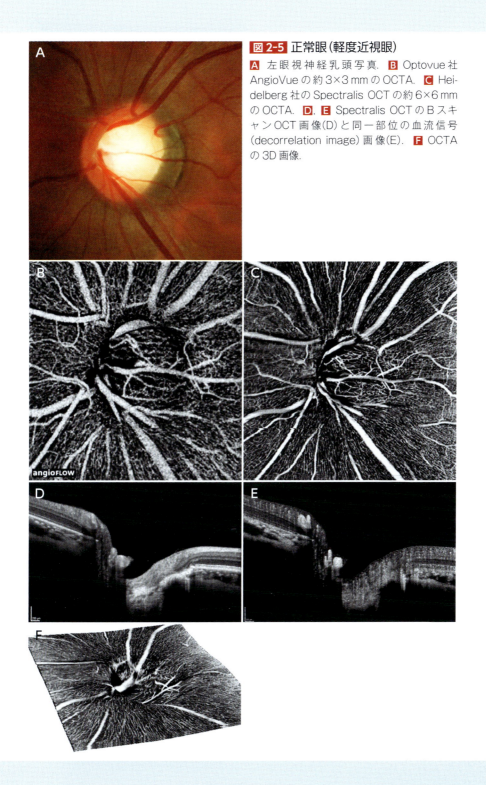

図 2-5 正常眼（軽度近視眼）
A 左眼視神経乳頭写真．**B** Optovue社AngioVueの約3×3 mmのOCTA．**C** Heidelberg社のSpectralis OCTの約6×6 mmのOCTA．**D**, **E** Spectralis OCTのBスキャンOCT画像(D)と同一部位の血流信号(decorrelation image)画像(E)．**F** OCTAの3D画像．

第3章

黄斑疾患

加齢黄斑変性(AMD)などの黄斑疾患において，OCTアンギオグラフィ(OCTA)は，脈絡膜新生血管(CNV)の検出に有用である．CNVの検出は，従来はフルオレセイン蛍光眼底造影(FA)およびインドシアニングリーン蛍光眼底造影(ICGA)がゴールデンスタンダードであり，OCTのBスキャン画像が補助診断として用いられてきた．しかしCNVの有無についての評価は，専門家の間でも意見が分かれる症例が少なからず存在する．ここで威力を発揮するがOCTAである．FA/ICGAやOCTのBスキャンでCNVが疑われ，OCTAで脈絡膜毛細血管レベル，もしくは網膜外層レベルで血管成分が検出されれば，自信をもってCNVが存在すると診断することができる．

　OCTAはFA/ICGAと比較して，蛍光漏出がないことがメリットでもありデメリットでもある．メリットはCNVを同定しやすいことで，デメリットはCNVの活動性の評価が困難であることである．そのため，黄斑疾患の診断でOCTAがFA/ICGAに取って代わるわけではないが，FA/ICGAにOCTAを組み合わせることで，診断がより正確に，より客観的になると考えられる．

　なお，脈絡膜イメージングについては，現状のOCTAでは難しい．脈絡膜毛細血管レベルでは血管成分の画像が取得できるが，複雑に交絡している毛細血管網を十分に解像・定量評価できるまでには至っていない．網膜色素上皮(RPE)の萎縮・欠損部位では脈絡膜中大血管が高反射像として描出される(図3-1)が，その他の部位では逆に低反射となってしまう．これは高深達のswept-source OCTを用いても同じである．

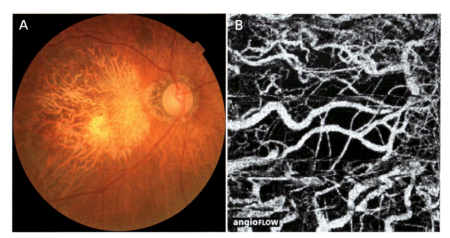

図3-1 RPE 萎縮部位における OCTA 画像（脈絡膜レベル）
A 右眼眼底カラー写真．滲出型 AMD の治療後で滲出性変化は認めないが，黄斑部の RPE は萎縮している．B OCTA 画像では，RPE 萎縮部位内の脈絡膜レベルで，脈絡膜中大血管が描出されている．

滲出型 AMD（type1 CNV）

日本では滲出型 AMD を典型 AMD，ポリープ状脈絡膜血管症（polypoidal choroidal vasculopathy：PCV），網膜血管腫状増殖（retinal angiomatous proliferation：RAP）に分類するのが一般的である．しかし欧米では，Gass が提唱した病理学的な分類に加え，Freund らが提唱した概念を加えて分類することが多い．すなわち，CNV が RPE 下にとどまるものを type 1 CNV，RPE 上（網膜下）まで伸展したものを type 2 CNV，新生血管が網膜血管と脈絡膜血管の両方に交通があるもの（すなわち RAP）を type 3 neovascularization と呼ぶ．

症例 1　図3-2

70 歳女性
滲出型 AMD（type 1 CNV）
左眼矯正視力（1.0）

眼底写真では軟性ドルーゼンを認めるが，滲出性変化および CNV は明らかではない．FA では黄斑部に軽度の蛍光漏出を認め，occult CNV が疑われる．ICGA では CNV のプラークを認めるが，周囲のドルーゼンにも組織染があり，紛れてわかりにくい．OCT の B スキャン画像で，中心窩にわずかな RPE の隆起とブルッフ膜分離所見を認める．従来からの手法のみでは，CNV の存在が見過ごされやすい症例といえる．しかし OCTA では，脈絡膜毛細血管レベルでの画像で CNV が明らかである．蛍光漏出の影響を受けないため，CNV の血管構造が FA/ICGA より明瞭に描出されているのがわかる．このように FA/ICGA，OCT に加え OCTA を施行することにより，診断が確かなものとなる．

滲出型AMD(type1 CNV)

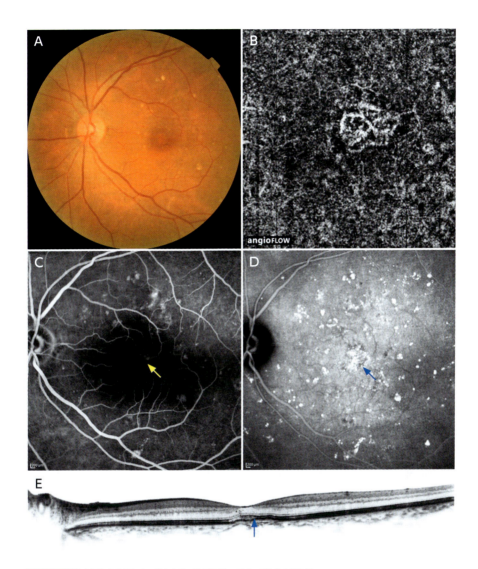

図 3-2 滲出型 AMD における OCTA での CNV 検出
A 左眼眼底カラー写真．軟性ドルーゼンを認める．**B** OCTA の脈絡膜毛細血管レベルで，CNV の血管構造が明瞭に描出されている．**C** FA では軽度の蛍光漏出を認め(矢印)，活動性の低い occult CNV である．**D** ICGA 後期で CNV のプラークが認められる(矢印)．**E** 中心窩を通る OCT の水平断 B スキャン画像．軽度の漿液性網膜剥離，CNV を示唆する RPE の隆起・ブルッフ膜分離所見を認める(矢印)．

症例 2 図3-3	74 歳男性
	滲出型 AMD(type 1 CNV)
	右眼矯正視力(0.4)

　眼底写真では軟性ドルーゼン・漿液性網膜剥離および RPE 萎縮による色素脱失を認める．FA では中期から後期にかけて蛍光漏出を認め，occult CNV が疑われる．ICGA では CNV ははっきりしない．OCT の B スキャン画像で，漿液性網膜剥離を認め，RPE の隆起とブルッフ膜分離所見を認める．しかしこのような所見は，中心性漿液性脈絡網膜症(central serous chorioretinopathy：CSC)，特に chronic CSC でもみられるため，type 1 CNV か chronic CSC かで意見が分かれる症例である．診断が異なると治療法も変わってくるため，CNV の判定が重要な意味をもつことは言うまでもない．この症例の OCTA では，脈絡膜毛細血管レベルでの画像で CNV が一目瞭然である．やはり蛍光漏出の影響を受けないため，CNV の血管構造が明瞭に描出されている．これまで chronic CSC と type 1 CNV で迷ってきた症例は，鑑別に OCTA が大変有用といえる．

滲出型AMD(type1 CNV)

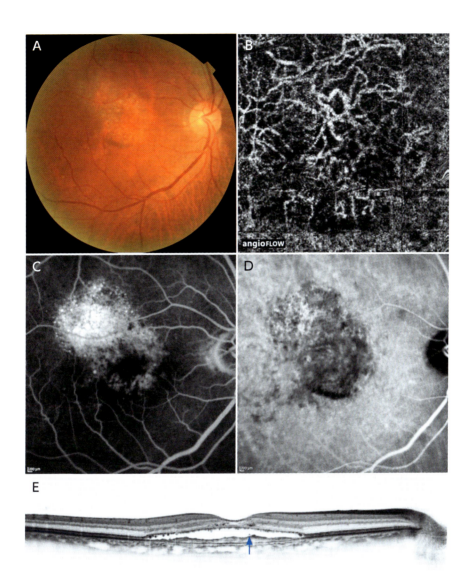

図3-3 滲出型 AMD における OCTA での CNV 検出

A 右眼眼底カラー写真．RPE 萎縮による色素脱失を認める．**B** OCTA の脈絡膜毛細血管レベルで，CNV の血管構造が明瞭に描出されている．**C** FA では蛍光漏出を認め，occult CNV である．**D** ICGA では CNV は不明瞭である．**E** 中心窩を通る OCT の水平断 B スキャン画像．漿液性網膜剝離，CNV を示唆する RPE の隆起・ブルッフ膜分離所見を認める(矢印)．

滲出型 AMD（type2 CNV）

症例 3 図3-4	70歳男性
	滲出型 AMD（type 2 CNV）
	右眼矯正視力（0.2）

　眼底写真では漿液性網膜剥離および網膜下出血を認める．FA では早期から旺盛な蛍光漏出を認め，classic CNV を認める．ICGA で CNV の血管構造が認められる．OCT の B スキャン画像で，漿液性網膜剥離を認め，網膜下に高反射病変を認める．高反射病変は網膜下出血・CNV が考えられる．FA 所見とあわせると，網膜下の高反射病変に CNV が存在している可能性が高いといえるが，B スキャン画像だけでは判定が難しい．この症例の OCTA では，脈絡膜毛細血管レベルでの画像で CNV が一目瞭然で，網膜外層レベルにも CNV が伸展していることがわかる．このように FA/ICGA，OCT（B スキャン）に OCTA を付加することにより，type2 CNV の診断がより確かなものになる．

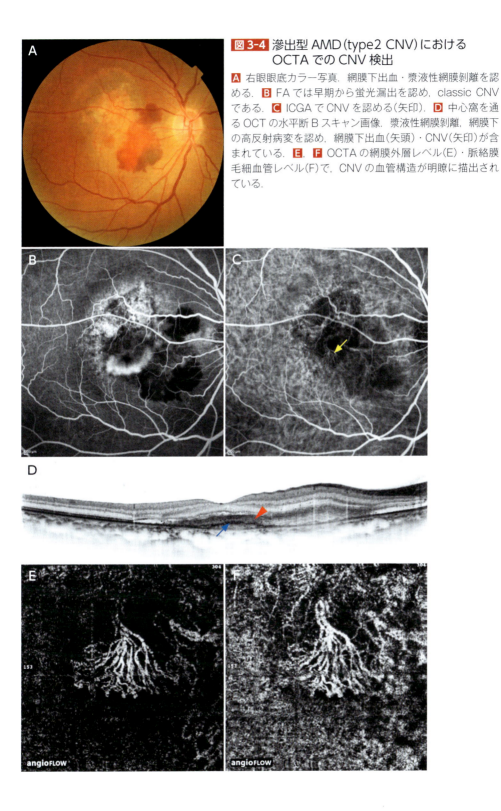

図3-4 滲出型AMD (type2 CNV) における OCTAでのCNV検出

A 右眼眼底カラー写真．網膜下出血・漿液性網膜剥離を認める．**B** FAでは早期から蛍光漏出を認め，classic CNVである．**C** ICGAでCNVを認める(矢印)．**D** 中心窩を通るOCTの水平断Bスキャン画像．漿液性網膜剥離，網膜下の高反射病変を認め，網膜下出血(矢頭)・CNV(矢印)が含まれている．**E**，**F** OCTAの網膜外層レベル(E)・脈絡膜毛細血管レベル(F)で，CNVの血管構造が明瞭に描出されている．

PCV

　PCVは日本人の滲出型AMDの約50％を占める．臨床的な特徴は，検眼鏡的に橙赤色隆起状病巣を認めること，およびICGAで特徴的なポリープ状病巣と枝分かれした異常血管網を認めることにある．PCVは日本では滲出型AMDの特殊型とされているが，CNVであるのか脈絡膜血管異常であるのかについては，病理学的検討が不十分でもあり，まだ議論が決着していない．OCTAによる研究はこの議論に新たなエビデンスを与えることが期待される．

症例 4 図3-5	80歳男性
	PCV
	右眼矯正視力(0.7)

　眼底写真では色素上皮剥離および色素異常を認める．中心窩に橙赤色隆起状病巣を認める．FAではRPE萎縮部位にwindow defect所見を認め，色素上皮剥離内にpooling所見を認める．ICGAではポリープ状病巣と異常血管網を認め，PCVと診断できる．この症例のOCTAでは，ICGAと類似のポリープ状病巣が描出されている．ICGAでみられる異常血管網は症例2と同様の構造をとり，type 1 CNVであることがわかる．このようにPCVはOCTA所見をみるとポリープ状病巣以外はtype 1 CNVと何ら違いはなく，PCVがCNVであるという仮説を支持するものといえる．なお，ポリープ状病巣はすべての症例においてOCTAで検出できるわけではない．これがセグメンテーションエラーによるものか，ポリープ状病巣内における血球動態によるものかは現時点では明らかでなく，今後の研究課題といえる．

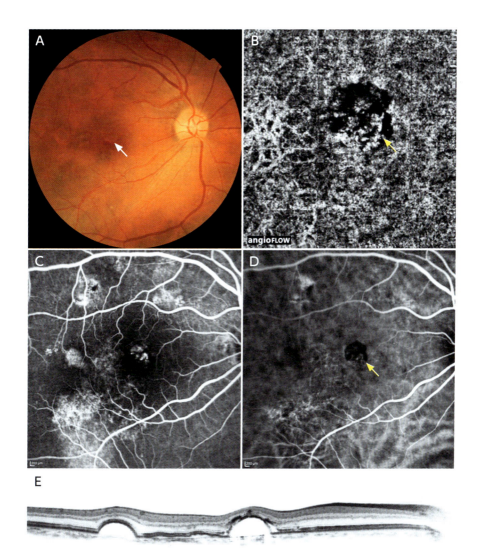

図3-5 PCVにおけるOCTAでのCNV検出

A 右眼眼底カラー写真．色素上皮剥離（矢印），色素上皮異常を認める． B OCTAの脈絡膜毛細血管レベルで，異常血管網の血管構造・ポリープ状病巣の瘤状構造が描出されている（矢印）． C FAでは蛍光漏出を認め，occult CNVである． D ICGAでポリープ状病巣（矢印），異常血管網が認められる． E 中心窩よりやや上方のOCTの水平断Bスキャン画像．色素上皮剥離，ブルッフ膜分離所見を認める．

症例 5 図3-6	80歳男性
	PCV
	左眼矯正視力(0.7)

　眼底写真は白内障のため，やや不明瞭である．小型のドルーゼンを認めるが，眼底写真だけでは橙赤色隆起状病を検出するのは難しい．FAでは軽度の蛍光漏出を認める．ICGAでポリープ状病巣と異常血管網を認め，PCVと診断できる．OCTのBスキャンで漿液性網膜剥離，ブルッフ膜分離，ポリープ状病巣によるRPEの隆起を認める．この症例のOCTAでは，症例4と同様に，異常血管網部位はtype 1 CNVと同一の所見である．本症例では，ポリープ状病巣に相当する箇所もCNV構造をとっている．このようにICGAで瘤状のポリープ状病巣と思われていた所見は，症例4のように瘤状の血管構造をとる場合もあれば，本症例のようにCNVと同様の構造を示すものもある．

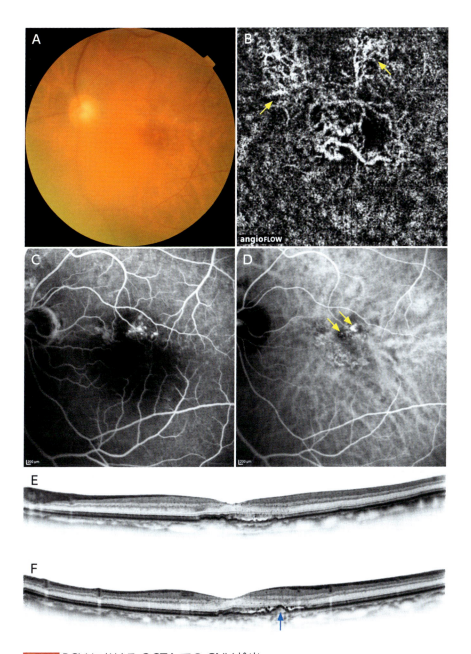

図3-6 PCVにおけるOCTAでのCNV検出

A 左眼眼底カラー写真．**B** OCTAの脈絡膜毛細血管レベルで，異常血管網の血管構造・ポリープ状病巣の血管構造が描出されている(矢印)．**C** FAでは蛍光漏出を認め，occult CNVである．**D** ICGAでポリープ状病巣(矢印)，異常血管網が認められる．**E**，**F** 中心窩を通るOCTの水平断(E)および垂直断(F)Bスキャン画像．軽度の漿液性網膜剥離，ポリープ状病巣による内部反射を伴ったRPEの隆起(矢印)，ブルッフ膜分離所見を認める．

pachychoroid neovasculopathy

　pachychoroid neovasculopathy は CSC または pachychoroid pigment epitheliopathy（PPE；厚い脈絡膜など CSC と同様の所見を示すが漿液性網膜剝離を認めない CSC の不全型）に続発して生じた CNV であり，2015 年に Freund らにより報告された新しい疾患概念である．pachychoroid neovasculopathy は従来のドルーゼン，色素上皮異常を経て CNV が発生する滲出型 AMD とは CNV の発生過程・メカニズムが異なる可能性があり，われわれの研究では遺伝学的にも両者は異なることが明らかとなった．アジア人と欧米人の AMD の表現型が大きく異なることは以前より指摘されてきたが，pachychoroid neovasculopathy という概念で一部を説明できる可能性がある．今後この概念は AMD 研究のホットトピックとなると考えられる．

▶ **われわれの研究での pachychoroid neovasculopathy の診断基準**

- CNV を認める
- 両眼ともドルーゼンを認めない（AREDS level 1：ドルーゼンがない，もしくは少量の硬性ドルーゼンのみ）
- 厚い脈絡膜（両眼中心窩下脈絡膜厚 200 μm 以上）
- ICGA における脈絡膜血管透過性亢進所見
- 脈絡膜血管拡張に伴う RPE 異常所見

症例6 図3-7	70 歳男性
	pachychoroid neovasculopathy
	左眼矯正視力（1.5）

　眼底写真で網膜下出血，漿液性網膜剝離を認めるが，ドルーゼンはみられない．FA では occult CNV を認める．enhanced-depth imaging（EDI）OCT の B スキャンで漿液性網膜剝離，ブルッフ膜分離，RPE の隆起を認める．脈絡膜は厚く，拡張した脈絡膜血管を認める．この症例の OCTA では CNV が明らかである．CSC 症例が長期の経過を経て，CNV が発生する（すなわち pachychoroid neovasculopathy が発症する）可能性があり，OCTA は CSC の長期フォローアップに有用である．

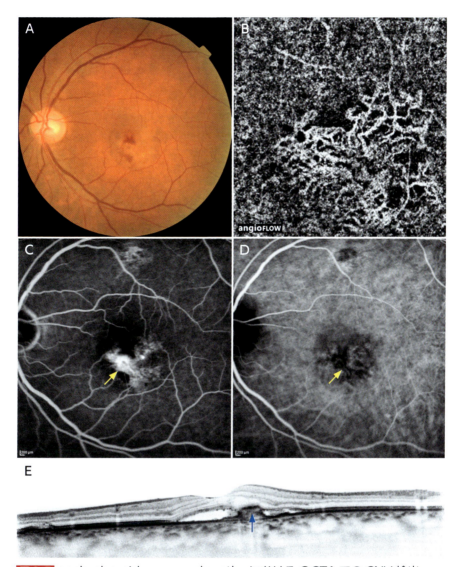

図3-7 pachychoroid neovasculopathy における OCTA での CNV 検出

A 左眼眼底カラー写真．網膜下出血および漿液性網膜剝離を認める．ドルーゼンを認めない．**B** OCTA の脈絡膜毛細血管レベルで，CNV の血管構造が描出されている．**C** FA で中期〜後期に蛍光漏出を認め（矢印），occult CNV である．**D** ICGA で CNV 構造が一部認められる（矢印）．**E** 中心窩を通る enhanced-depth imaging（EDI）OCT の垂直断 B スキャン画像．厚い脈絡膜，RPE 隆起，ブルッフ膜分離所見を認める（矢印）．

RAP（type 3 neovascularization）

　RAP は日本人の滲出型 AMD の約 5％を占める．高齢の女性に多く，しばしば両眼性に発症する．眼底所見では，網膜内出血を認め，reticular pseudodrusen・軟性ドルーゼンが豊富に存在している眼底が典型的である．ICGA が診断に有用であり，hot spot と呼ばれる過蛍光所見を認め，網膜血管と吻合形成（chorioretinal anastomosis）を認める場合が多い．OCT では瘤状に隆起した，bump sign と呼ばれる所見が特徴的である．多くが両眼性に発症し，抗 VEGF 治療後もしばしば再発を認めることから，慎重なフォローアップが必要な疾患である．

症例7 図3-8, 9	98 歳男性
	RAP
	右眼矯正視力（0.15）　左眼矯正視力（0.2）

　眼底写真では軟性ドルーゼンが多発していて，reticular pseudodrusen を認める．FA では蛍光漏出が著明で，囊胞腔内への pooling を認める．OCT では囊胞様黄斑浮腫，色素上皮剝離を認め，左眼では特徴的な bump sign を認め，RAP と診断できる．この症例の右眼 OCTA で，新生血管が網膜外層レベルで検出された．ICGA の hot spot と形態が同一であり，RAP では網膜内に新生血管が存在するという従来からの仮説を裏付ける所見といえる．なお，左眼の OCTA は固視不良のため良好な画質が得られなかった．視力不良例，固視不良例では OCTA の撮影は難しく，今後の改善が期待される．

RAP(type 3 neovascularization)

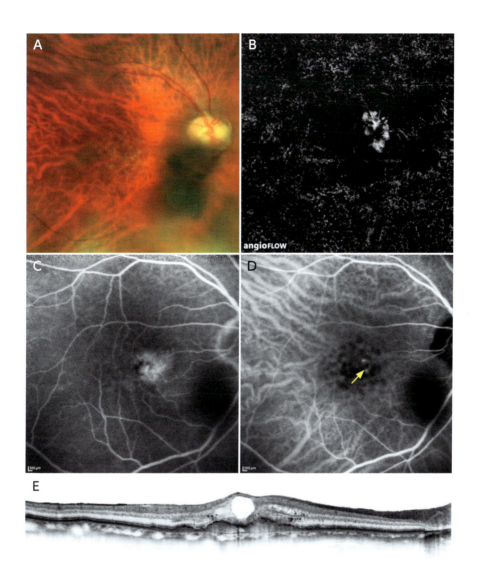

図3-8 RAPにおけるOCTAでのCNV検出
A 超広角SLOによる右眼眼底像．多数の軟性ドルーゼンを認める．上方にはreticular pseudodrusenが存在する．B OCTAの網膜外層レベルで，新生血管成分が描出されている．C FAでは蛍光漏出，囊胞腔内へのpoolingを認める．D ICGAでhot spotが認められる（矢印）．上方にはreticular pseudodrusenによる低蛍光も見られる．E 中心窩を通るOCTの水平断Bスキャン画像．囊胞様黄斑浮腫，fibrovascular PEDを認める．

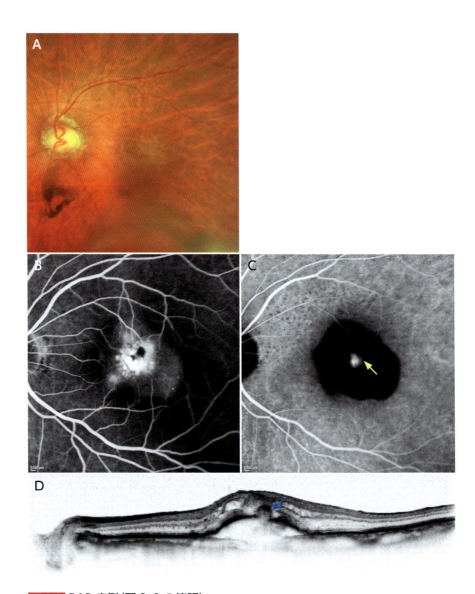

図 3-9 RAP 症例（図 3-8 の僚眼）

A 超広角 SLO による左眼眼底像．色素上皮剝離，軟性ドルーゼンを認める．上方には reticular pseudodrusen が存在する． B FA では蛍光漏出，囊胞腔内への pooling を認める． C ICGA で hot spot が認められ，網膜動静脈と吻合している（矢印）．色素上皮剝離，上方には reticular pseudodrusen による低蛍光もみられる． D 中心窩を通る OCT の水平断 B スキャン画像．囊胞様黄斑浮腫，色素上皮剝離，瘤状隆起所見（bump sign，矢印）を認める．

萎縮型 AMD

　萎縮型 AMD は地図状萎縮（geographic atrophy：GA）が形成される AMD である．Age-Related Eye Disease Study（AREDS）では，GA 病巣を，眼底写真で「境界鮮明で円形・楕円形で低色素・脱色素もしくは RPE 欠損領域であり，周囲網膜よりも鮮明に脈絡膜血管が透見できるもの」と定義している．GA はドルーゼンを多数認める症例にみられ，ドルーゼンの退縮時に発生する．また reticular pseudodrusen との合併が多く，reticular pseudodrusen は GA の発生と関連が深いことが報告されている．OCTA では GA に相当する部位は脈絡膜毛細血管の脱落が認められ，脈絡膜中大血管が描出される．

症例 8 図3-10	85 歳男性
	GA
	右眼矯正視力（1.2）

　眼底写真では境界鮮明な GA を認め，GA 内では脈絡膜血管がより鮮明に透見できる．眼底自発蛍光では低自発蛍光を示し，RPE 萎縮部位が明瞭である．OCT では GA 部位の外境界膜・ellipsoid zone band の消失を認め，脈絡膜・強膜への信号は増強している．この症例の OCTA（脈絡膜毛細血管レベル）では，GA 領域に一致して，脈絡膜中大血管が描出されている．本症例では脈絡膜中大血管が狭細化している．

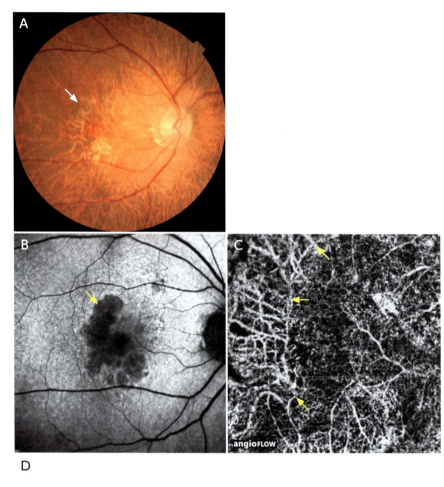

図3-10 GA症例のOCTA所見

A 右眼眼底カラー写真．境界鮮明なGA病巣を認め（矢印），reticular pseudodrusenが存在する．**B** 眼底自発蛍光でGAは低自発蛍光となり，局在が明らかである（矢印）．**C** OCTAではGA領域に一致して，脈絡膜中大血管が描出されている（矢印）．**D** 中心窩を通るOCTの水平断Bスキャン画像．GA領域（矢印）ではellipsoid zoneおよび外境界膜の欠損を認める．脈絡膜は薄く，脈絡膜血管は狭細化している．

近視性 CNV と単純出血

近視性CNV（myopic CNV）は実臨床でOCTAが最も有用な疾患の1つである．抗VEGF治療を行う上で，CNVを伴わない単純出血との鑑別が重要となるが，OCTAがその鑑別に有用である．

症例 9 図3-11	71歳女性
	myopic CNV
	左眼矯正視力（0.5）　眼軸長 27.63 mm

眼底写真では網膜下出血およびCNVを示唆する灰白色の病変を認める．OCTでは網膜下に高反射病変を認める．FAではclassic CNVを認め，myopic CNVと診断できる．この症例のOCTAでは，CNVが網膜外層内・脈絡膜毛細血管レベルの両方に認められる．myopic CNVは典型的にはRPEを貫き網膜下に進展するtype 2 CNVであり，myopic CNVの判定にはOCTAの網膜外層レベルでの血管成分の有無に注目するとよい．

症例 10 図3-12	55歳女性
	単純出血
	右眼矯正視力（0.8）　眼軸長 28.71 mm

眼底写真では網膜出血を認める．OCTでは網膜内出血，漿液性網膜剥離を認めるが，RPEの隆起はみられない．FAで蛍光漏出を認めず，単純出血が疑われる．しかし出血によるブロックでCNVが検出されていない可能性もあり，従来の診断法ではmyopic CNVか単純出血か，判断に迷うこともあった．しかしOCTAを用いると，網膜外層内・脈絡膜毛細血管レベルで異常血管を認めず，CNVがない，すなわち単純出血であると診断できる．このような症例では抗VEGF治療は必要なく，自然に出血は吸収される．

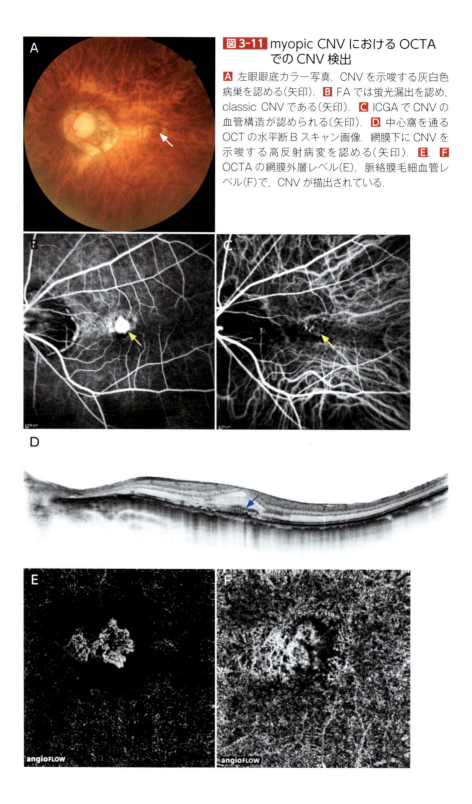

図3-11 myopic CNV における OCTA での CNV 検出

A 左眼眼底カラー写真．CNV を示唆する灰白色病巣を認める(矢印)．**B** FA では蛍光漏出を認め，classic CNV である(矢印)．**C** ICGA で CNV の血管構造が認められる(矢印)．**D** 中心窩を通る OCT の水平断 B スキャン画像．網膜下に CNV を示唆する高反射病変を認める(矢印)．**E**，**F** OCTA の網膜外層レベル(E)，脈絡膜毛細血管レベル(F)で，CNV が描出されている．

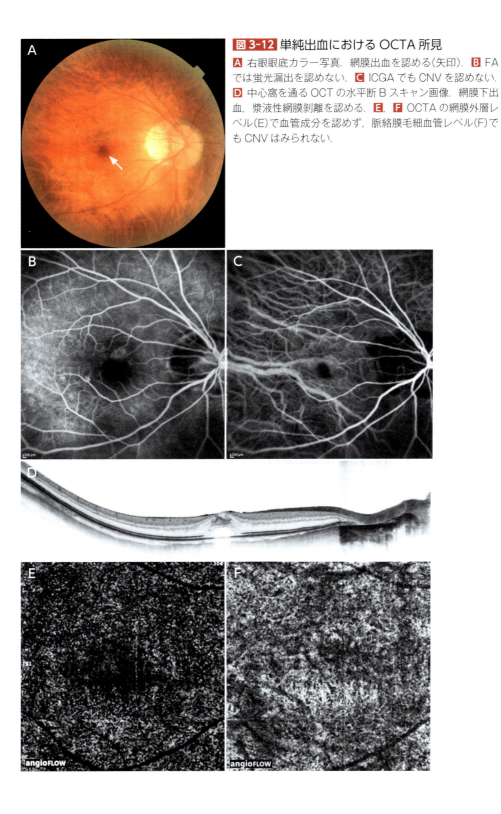

図3-12 単純出血におけるOCTA所見

A 右眼眼底カラー写真．網膜出血を認める（矢印）．**B** FAでは蛍光漏出を認めない．**C** ICGAでもCNVを認めない．**D** 中心窩を通るOCTの水平断Bスキャン画像．網膜下出血，漿液性網膜剝離を認める．**E**, **F** OCTAの網膜外層レベル(E)で血管成分を認めず，脈絡膜毛細血管レベル(F)でもCNVはみられない．

網膜色素線条

網膜色素線条(angioid streaks：AS)は，先天性素因により全身の弾性線維の変性を生じる疾患である．ブルッフ膜の弾性線維も変性して断裂を生じるため，眼底に特徴的な色素線条を呈する．断裂したブルッフ膜からCNVが生じることがあり，しばしば治療に抵抗性を示す．このためフォローアップ中に，なるべく早期にCNVを発見することが重要といえる．典型的にはRPE上まで伸展するtype 2 CNVであるが，type 1 CNVである場合もある．

症例 11 図3-13	52歳男性
	AS
	右眼矯正視力(0.9)

眼底写真では色素線条を認め，黄斑部に黄白色病変および少量の網膜下出血を認める．FAではclassic CNVを認める．ICGAでCNVが明瞭に観察される．OCTでは網膜下に高反射病変を認め，CNVの網膜下への伸展が示唆される．この症例のOCTAでは，CNVが網膜外層レベル・脈絡膜毛細血管レベルで検出された．上方のCNVはICGAと同じ形態であるが，下方のCNVはOCTAでより明瞭である．

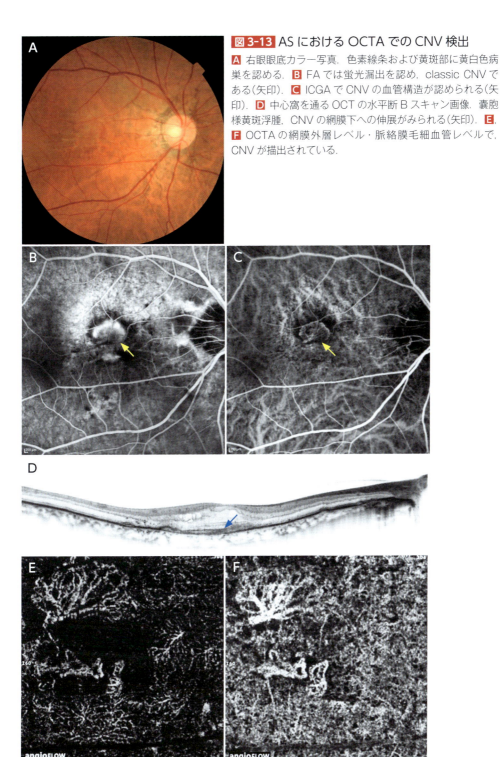

図3-13 AS における OCTA での CNV 検出

A 右眼眼底カラー写真．色素線条および黄斑部に黄白色病巣を認める．**B** FA では蛍光漏出を認め，classic CNV である（矢印）．**C** ICGA で CNV の血管構造が認められる（矢印）．**D** 中心窩を通る OCT の水平断 B スキャン画像．嚢胞様黄斑浮腫，CNV の網膜下への伸展がみられる（矢印）．**E**，**F** OCTA の網膜外層レベル・脈絡膜毛細血管レベルで，CNV が描出されている．

黄斑部毛細血管拡張症

　黄斑部毛細血管拡張症(macular telangiectasia：MacTel)は，2つの異なる疾患群から構成される．MacTel type 1 は中年男性に多く，片眼性に中心窩耳側の毛細血管瘤，囊胞様黄斑浮腫，硬性白斑を特徴とする．MacTel type 2 は性差はなく，中年以降に両眼性に発症し，中心窩耳側に網膜の菲薄化，囊胞腔形成，色素沈着などを認めるものである．最近のOCTAを用いた研究では，網膜深層の血管の変化が早期に発生するとされる．

症例 12 図3-14	74歳男性
	MacTel type 1
	左眼矯正視力(0.5)　糖尿病既往なし

　眼底写真では網膜点状出血・毛細血管瘤および硬性白斑を認める．OCTでは囊胞様黄斑浮腫，漿液性網膜剥離を認める．FAでは中心窩耳側に毛細血管瘤を認め，MacTel type1 と診断できる．この症例のOCTAで，網膜浅層の血管網では耳側の毛細血管拡張を認め，網膜深層の血管網に毛細血管瘤を認めた．FAとOCTAを比較すると，毛細血管瘤の検出はFAが有用であるが，毛細血管網はOCTAでより詳細に描出されているのがわかる．

黄斑部毛細血管拡張症

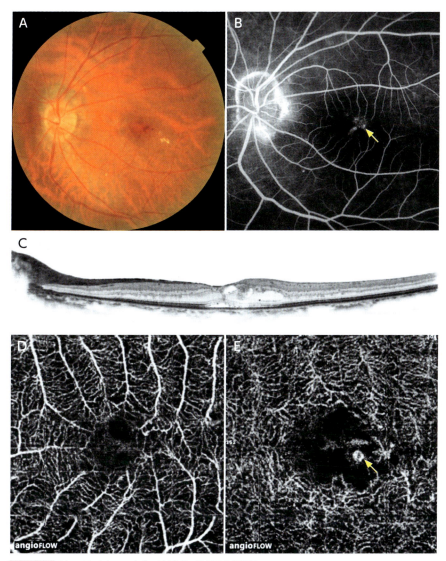

図3-14 MacTel type1 における OCTA 所見

A 左眼眼底カラー写真．網膜点状出血，硬性白斑を認める．**B** FA では中心窩耳側に毛細血管瘤を認める（矢印）．**C** 中心窩を通る OCT の水平断 B スキャン画像．嚢胞様黄斑浮腫，漿液性網膜剝離が見られる．**D**，**E** 浅部毛細血管網(D)，深部毛細血管網(E)レベルの OCTA 画像．OCTA の網膜浅層血管網レベル(D)で中心窩耳側毛細血管の拡張を認め，網膜深層毛細血管網レベル(E)で毛細血管瘤が描出されている（矢印）．

症例 13 図3-15	78歳男性
	MacTel type 2
	右眼矯正視力（1.2）

　Gass の分類では stage 3 に相当し，中期の MacTel type 2 症例である．眼底写真では中心窩耳側に網膜透明性の低下を認める．FA で中心窩耳側に蛍光漏出を認める．眼底自発蛍光では中心窩耳側に黄斑色素によるブロックの低下がみられ，黄斑色素が減少していることを示唆する．青色反射像（red free）で，中心窩耳側に反射の増強を認める．この所見はミュラー細胞の変性を示唆する所見と考えられていて，MacTel type 2 に特異的な所見である．OCT では網膜の菲薄化，網膜内外層に囊胞様腔を認める．MacTel type1 と異なり，浮腫にはならないことが特徴で，視細胞の変性を示唆する．この症例の OCTA では，網膜深層の血管網に毛細血管拡張を認めた．網膜外層レベルには血管成分を認めない．

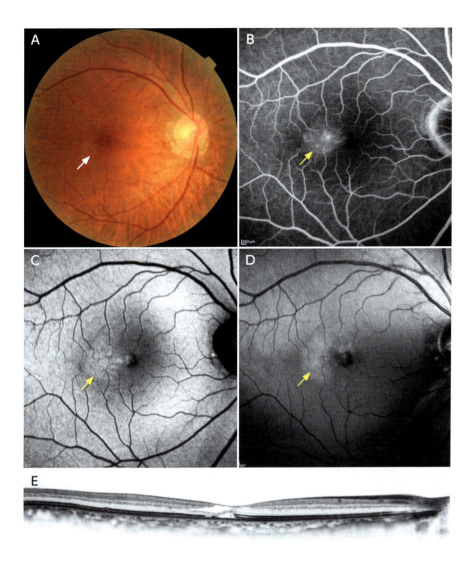

図 3-15 MacTel type2 における OCTA 所見
A 右眼眼底カラー写真．中心窩耳側に網膜透明性の低下を認める(矢印)．**B** FA では中心窩耳側に淡い蛍光漏出を認める(矢印)．**C** 眼底自発蛍光では黄斑色素によるブロックの低下を認める(矢印)．**D** 青色反射(red free)では黄斑部の反射が増強している(矢印)．**E** 中心窩を通る OCT の水平断 B スキャン画像．網膜内層・外層に囊胞腔がみられるが，浮腫はみられずむしろ菲薄化している．

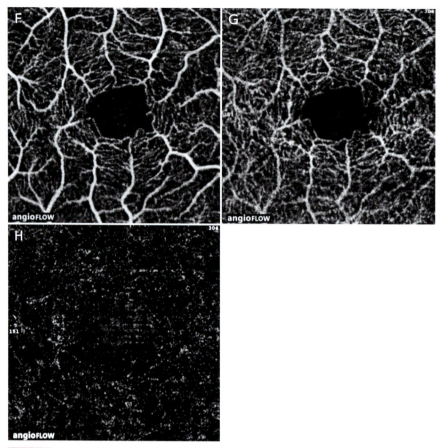

図3-15 MacTel type2 における OCTA 所見（つづき）
F-H 浅部毛細血管網(F)，深部毛細血管網(G)，網膜外層(H)レベルの OCTA 画像．網膜深層毛細血管網レベル(G)で毛細血管の拡張を認める．

症例 14 図3-16	78 歳男性
	MacTel type 2
	左眼矯正視力(0.8)

　Gass の分類では stage 4 に相当し，後期の MacTel type 2 症例である．眼底写真では中心窩耳側に網膜透明性の低下・色素沈着を認める．FA で中心窩耳側に強い蛍光漏出，色素沈着部位のブロックを認める．眼底自発蛍光では中心窩耳側に黄斑色素によるブロックの低下と色素沈着によるブロックを認める．OCT では網膜の菲薄化，網膜内外層に囊胞様腔を認め，色素沈着は網膜内層に及んでいる．この症例の OCTA では，網膜深層の毛細血管拡張が著明であり，色素沈着部位では網膜外層レベルまで血管成分が及んでいることがわかる．この所見は，MacTel の色素沈着は，網膜深層血管網が網膜外層にまで及び，反応性に RPE が増殖・遊走した結果という従来の仮説を裏付けるものである．

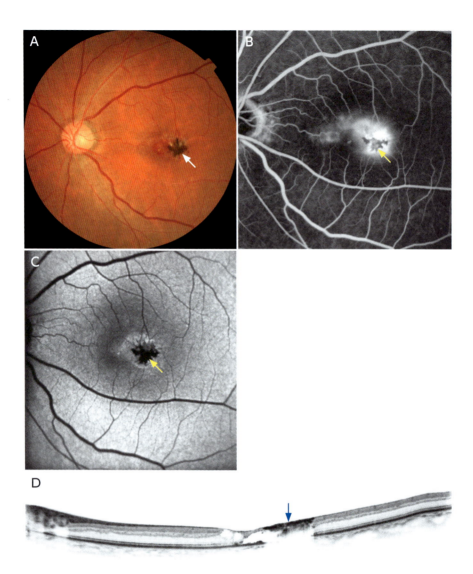

図3-16 MacTel type2 における OCTA 所見

A 左眼眼底カラー写真．中心窩耳側に網膜透明性の低下，色素沈着を認める(矢印)．**B** FA では中心窩耳側に蛍光漏出，色素沈着によるブロックを認める(矢印)．**C** 眼底自発蛍光では黄斑色素によるブロックの低下，色素沈着によるブロックを認める(矢印)．**D** 中心窩を通る OCT の水平断 B スキャン画像．網膜内層・外層に囊胞様腔がみられる．耳側の色素沈着は網膜内層まで認められる．

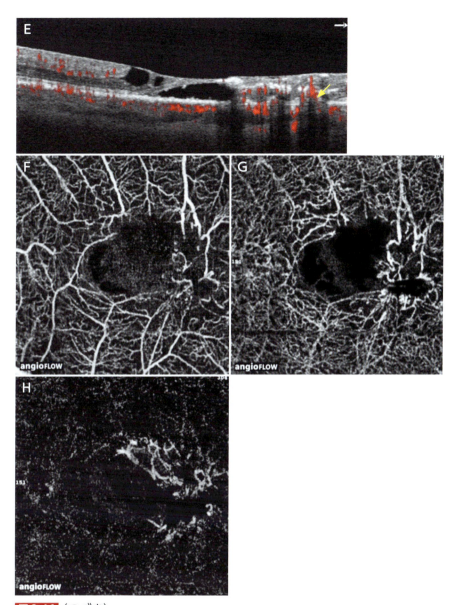

図 3-16 (つづき)

E 血流を示す赤色の decorrelation signal は耳側で網膜外層に認められる(矢印)．**F**-**H** 浅部毛細血管網(F)，深部毛細血管網(G)，網膜外層(H)レベルの OCTA 画像．網膜深層毛細血管網レベル(G)で毛細血管の拡張を認め，網膜外層レベル(H)まで毛細血管が伸展している．

第4章

緑内障

視神経乳頭

　図4-1は78歳男性の正常眼である．網膜表層の毛細血管網が全周にわたり密に分布しており，局所的な脱落は認めない(図4-1B)．全層のOCTA画像(図4-1C)では，乳頭部は全体的に高い信号強度を呈しており，篩状板の血流(図4-1D，黄矢頭)や脈絡膜の血流(図4-1D, E，水色矢頭)も確認できる．図4-1Eでも篩状板に血流信号(黄矢頭)を認めるが，篩状板前組織の血流のプロジェクションアーチファクトの可能性が否定できないため，篩状板血流の正確な把握は困難である．

▶注意点として

- 現状のOCTAでは浅層の信号が深層に投影されうる(プロジェクションアーチファクト)ため，実際にどの層の血流成分をみているかの解釈には注意が必要である．
- 深部組織の侵達性の点で，SD-OCTの通常の撮影では篩状板深部の血流評価は困難である．

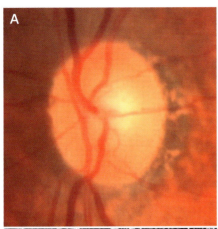

図4-1 非緑内障眼（AngioVue OCTA）

A 左眼視神経乳頭写真．**B** 表層（ILM以下100μm）のen face OCTA．**C** 全層（ILM以下すべての信号）のen face OCTA．眼底写真での視神経乳頭縁をOCTA en face画像上に赤色で表示してある．**D**, **E** OCTAのBスキャン（decorrelation image）画像．

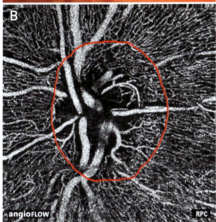
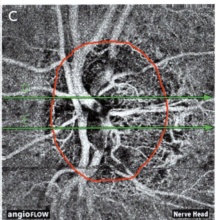
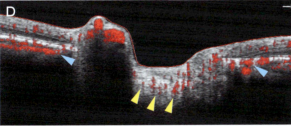
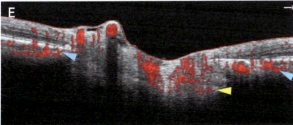

原発開放隅角緑内障

症例 1 図4-2, 3	73歳男性
	原発開放隅角緑内障
	右眼視力 1.0(1.5p×＋1.5D ○ cyl－1.25D Ax70°)

　ベースライン眼圧は 21 mmHg 以上で，緑内障点眼を 3 種 4 剤使用して眼圧は 14～16 mmHg にコントロールされている．眼底写真(図 4-2A)にて耳下側から下側にかけて幅の広い網膜神経線維層(retinal nerve fiber layer：RNFL)欠損と耳上側に幅の狭い RNFL 欠損を認める．Humphrey 24-2 静的視野検査で上方の視野障害を認め(図 4-2C)，乳頭周囲網膜神経線維層(circumpapillary RNFL：cpRNFL)と中心窩および中心窩と視神経乳頭の間での垂直スキャン OCT 画像にて下方の RNFL が菲薄化している(図 4-2B, D, E，赤矢印)．耳上側の細い RNFL 欠損部では，RNFL は菲薄化しているものの，ある程度厚みは残存していることがわかる(図 4-2B, D, E，青矢印)．

　OCTA にて耳下側から下方にかけて網膜毛細血管が減少している(図 4-3B，黄矢印)．耳上側の細い神経線維層欠損(nerve fiber layer defect：NFLD)に相当する部分の網膜毛細血管の脱落は明らかではない．乳頭内部の信号強度は全体的に減弱しており，特に視野障害部位に一致する下方で信号強度が落ちている(図 4-3C，黄矢印)．図 4-3D で篩状板前組織と篩状板の両方の血流が落ちていることが確認できる(黄矢頭)．また，乳頭周囲脈絡膜萎縮(peripapillary atrophy：PPA)の部分に全層の血流低下を示す低信号領域を認める(図 4-3C，水色矢頭)．この部では網膜血流と脈絡膜血流の両方が脱落している(図 4-3E，水色矢頭)．

　緑内障に視神経乳頭や網膜の血流障害が関与していることはよく知られている．篩状板における網膜神経節細胞の軸索障害が緑内障性視神経症の原因とされ，物理的な絞扼による軸索障害の他に篩状板での循環障害が原因になりうると考えられている．

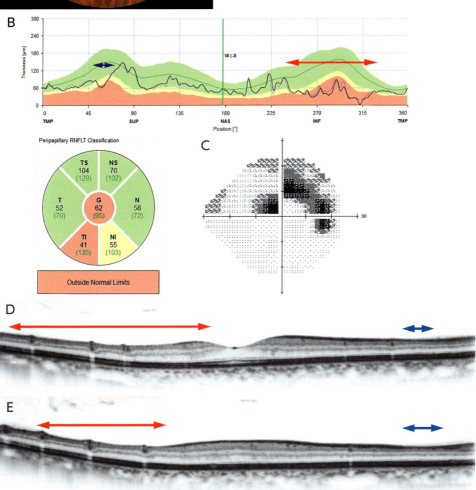

図 4-2 原発開放隅角緑内障
A 右眼眼底写真．**B** 乳頭周囲網膜神経線維層（cpRNFL）厚．**C** Humphrey 24-2 静的視野検査のグレースケールで MD（mean deviation）は－4.67 dB．**D**，**E** 中心窩（D）および中心窩と乳頭の間（E）における垂直 OCT スキャン画像．

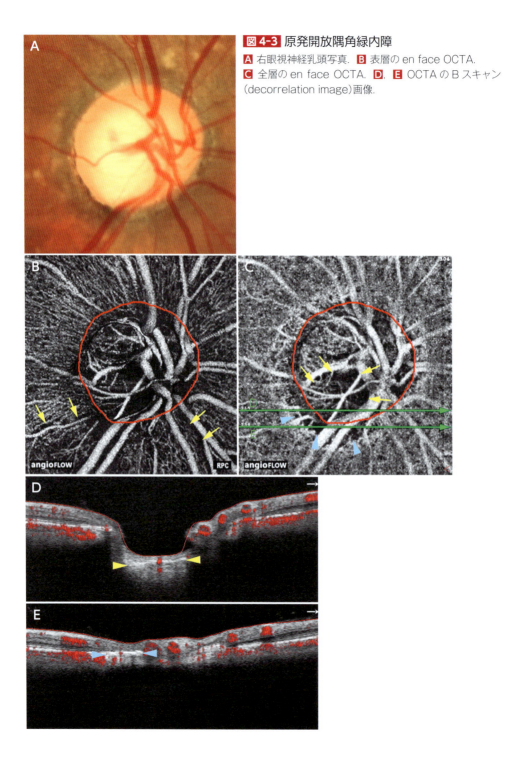

図4-3 原発開放隅角緑内障
A 右眼視神経乳頭写真．**B** 表層の en face OCTA．
C 全層の en face OCTA．**D**，**E** OCTA の B スキャン（decorrelation image）画像．

続発緑内障

症例 2
図4-4, 5

68歳男性

ぶどう膜炎関連の続発緑内障

左眼視力 0.5（1.2×−2.25D ⌒ cyl−1.25A×95°）

　眼圧は過去に26 mmHgまで上昇を認めたが，点眼治療によってhigh teensにコントロールされている．眼底写真で下方rimの菲薄化が著明で（図4-4A），Humphrey 24-2静的視野検査で上方の視野障害を認める（図4-4C）．cpRNFLと中心窩および中心窩と視神経乳頭の間での垂直スキャンOCT画像にて，下方のRNFLと神経節細胞層（ganglion cell layer：GCL）の菲薄化を認める（図4-4B, D, E，赤矢印）．

　OCTAにて耳下側から下方にかけて網膜毛細血管が減少している（図4-5B，黄矢印）．全層での血流信号が乳頭内とPPAを含めて視野障害部位に一致する下方で著明に減少している（図4-5C，黄矢印）．乳頭内の上方の領域では篩状板の血流が確認できるが（図4-5D，黄矢頭），乳頭内の下方領域では篩状板前組織だけでなく篩状板の血流も著明に減少している（図4-5E，黄矢頭）．

　OCTAでは血管密度（vessel density）や流動指数（flow index）を算出することで定量的な解析が可能である．視神経乳頭と乳頭周囲網膜の血管密度が下方で低下していることがわかる（図4-5F, G）．

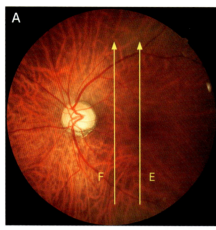
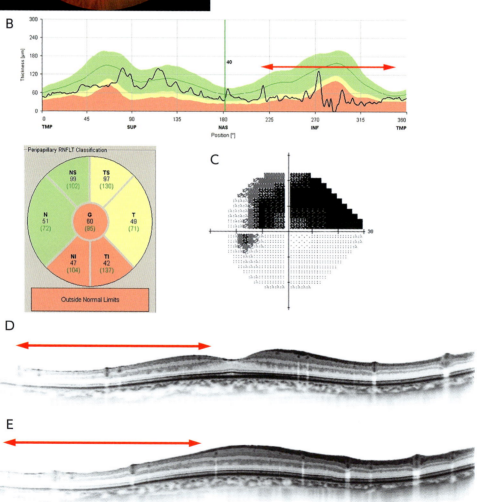

図4-4 続発緑内障

A 左眼眼底写真．**B** 乳頭周囲網膜神経線維層(cpRNFL)厚．**C** Humphrey 24-2 静的視野検査のグレースケールで MD は－12.96 dB．**D**，**E** 中心窩(D)および中心窩と乳頭の間(E)における垂直 OCT スキャン画像．

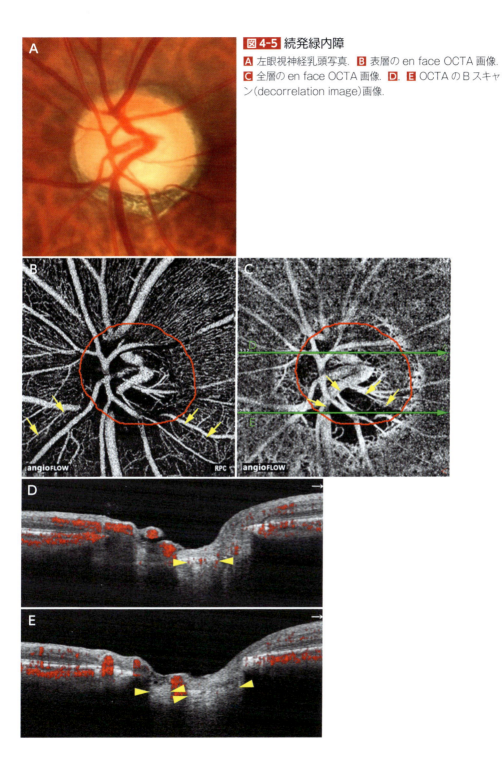

図4-5 続発緑内障
A 左眼視神経乳頭写真. B 表層の en face OCTA 画像.
C 全層の en face OCTA 画像. D, E OCTA の B スキャン(decorrelation image)画像.

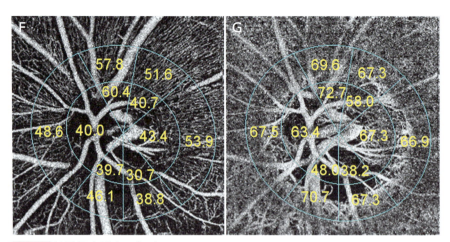

図 4-5 続発緑内障（つづき）
F，**G** 領域別の血管密度測定

強度近視を伴う緑内障

症例 3 図4-6, 7	46歳男性
	強度近視を伴う緑内障
	右眼視力（1.2×-10.0D ○ cyl-1.75D Ax10°）

　眼軸長28.19 mm．眼圧は無点眼で14〜19 mmHg．眼底写真では著明なPPAと耳側から下方にかけてrimの菲薄化を認め（図4-6A），Humphrey 24-2静的視野検査で上方の視野障害を認める（図4-6C）．cpRNFLで下方のRNFL菲薄化を捉えている（図4-6B，赤矢印）が，耳側はPPAを含んでおり正確な計測は困難である．中心窩および中心窩と視神経乳頭の間での垂直スキャンOCT画像では，下方のRNFLとGCLの菲薄化をしっかりと確認できる（図4-6D, E，赤矢印）．

　OCTAにて耳下側から下方にかけて視野障害部位に一致した網膜毛細血管が減少している（図4-7B，黄矢印）．下方のPPAで全層の血流信号が脱落している部分が目立つ（図4-7C，水色矢頭）．全層のen face OCT画像で血流信号が脱落しているPPAで脈絡膜毛細血管が描出されていないことが確認できる（図4-7D, E，水色矢頭）．PPAにおける脈絡膜毛細血管の脱落はγ-PPAやβ-PPAを越えてα-PPAにまで及んでいる部分が存在することも確認できる．

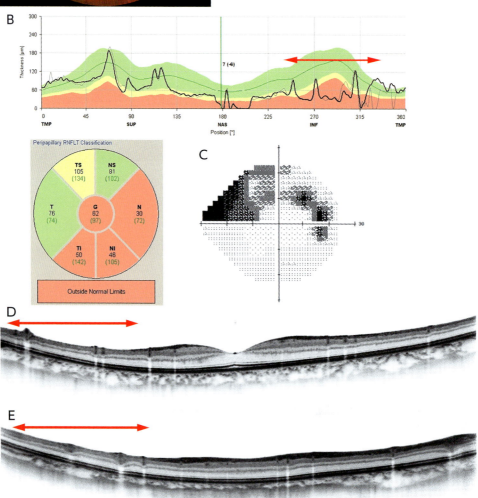

図 4-6 強度近視を伴う緑内障
A 右眼眼底写真．**B** 乳頭周囲網膜神経線維層（cpRNFL）厚．**C** Humphrey 24-2 静的視野検査のグレースケールで MD は－7.88 dB．**D**，**E** 中心窩（D）および中心窩と乳頭の間（E）における垂直 OCT スキャン画像．

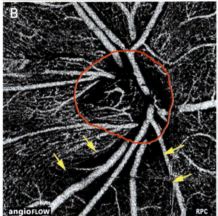
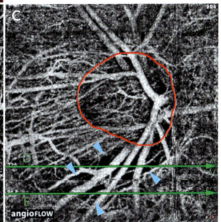
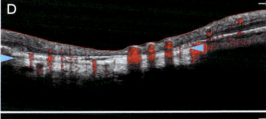
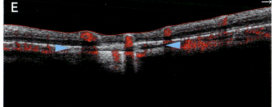

図 4-7 強度近視を伴う緑内障
A 右眼視神経乳頭写真. **B** 表層の en face OCTA 画像.
C 全層の en face OCTA 画像. **D**, **E** OCTA の B スキャン(decorrelation image)画像.

preperimetric glaucoma

preperimetric glaucoma(PPG)とは，眼底検査において緑内障性視神経乳頭や RNFL 欠損など緑内障を示唆する所見を認めるものの，通常の自動静的視野検査では視野欠損が検出されない状態のことである．

症例 4 図4-8, 9	55 歳男性
	PPG
	右眼視力 0.5(1.5×−1.0D ◯ cyl−0.5D Ax180°)

眼圧は無治療で 16～20 mmHg．眼底写真にて耳上側に RNFL 欠損を認める(図 4-8A，緑矢頭)．cpRNFL と垂直スキャン OCT 画像でも，同部位において RNFL と GCL の菲薄化を認めるが(図 4-8B，図 4-8D, E，赤矢印)，Humphrey 24-2 静的視野検査では明らかな視野障害は認めない(図 4-8C)．

OCTA にて耳上側の RNFL の菲薄化部位に一致した網膜毛細血管の減少を認める(図 4-9B，緑矢頭)．眼底写真の RNFL 欠損所見部位を通る OCTA の水平 B スキャン画像では，RNFL の菲薄化部位において，網膜表層の血流信号が脱落していることが確認できる(図 4-9D，赤矢印)．

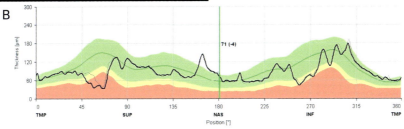

図 4-8 preperimetric glaucoma
A 右眼眼底写真. **B** 乳頭周囲網膜神経線維層(cpRNFL)厚. **C** Humphrey 24-2 静的視野検査のグレースケールで MD は＋0.12 dB. **D**, **E** 中心窩(D)および中心窩と乳頭の間(E)における垂直 OCT スキャン画像.

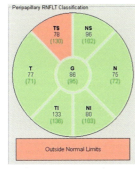

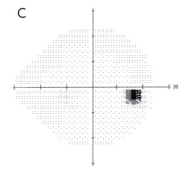

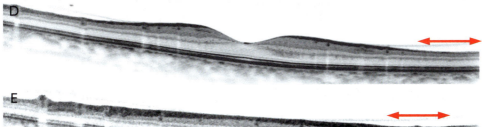

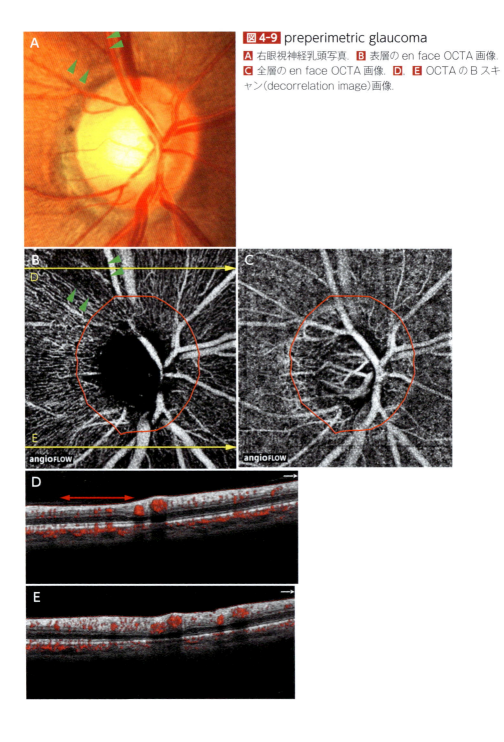

図4-9 preperimetric glaucoma
A 右眼視神経乳頭写真. **B** 表層の en face OCTA 画像. **C** 全層の en face OCTA 画像. **D**, **E** OCTA の B スキャン(decorrelation image)画像.

第5章

糖尿病網膜症

網膜内細小血管異常

眼底写真では網膜内細小血管異常(IRMA)は形態異常を伴う血管病変であり，網膜内新生血管もしくはシャント血管であるといわれている．増殖糖尿病網膜症(proliferative diabetic retinopathy：PDR)への進行を予測する重要な所見であるが，しばしば新生血管との鑑別が困難である．また，中間透光体の混濁などで診察困難の時に，フルオレセイン蛍光眼底造影(FA)では新生血管は旺盛な硝子体腔への蛍光漏出があるのが特徴だが，IRMAでは蛍光漏出はないか，わずかに認める程度である．

症例1 図5-1
56歳男性
重度非増殖糖尿病網膜症
左眼矯正視力(0.6p)

本症例では眼底写真で耳下側に異常血管網を認めるがやや不明瞭であり，注意深く観察しなければ見落としかねない(図5-1A, B)．FAでは異常血管は明瞭に描出されるが，部分的な拡張と収縮を認め，周囲に無灌流領域(NPA)を伴っている(図5-1C, 矢頭)．OCTAのen face画像では網膜内，特に網膜浅層の異常血管として描出されるが(図5-1D, F)，深層にも映り込むことがあり，病変の位置に依存するだけでなく，プロジェクションアーチファクトやセグメンテーションエラーの影響もある(図5-1E, 矢頭)．Bスキャン画像では網膜内のdecorrelation signalとして描出されるため，硝子体に存在する新生血管とは明瞭に区別できる(図5-1G, 矢印)．

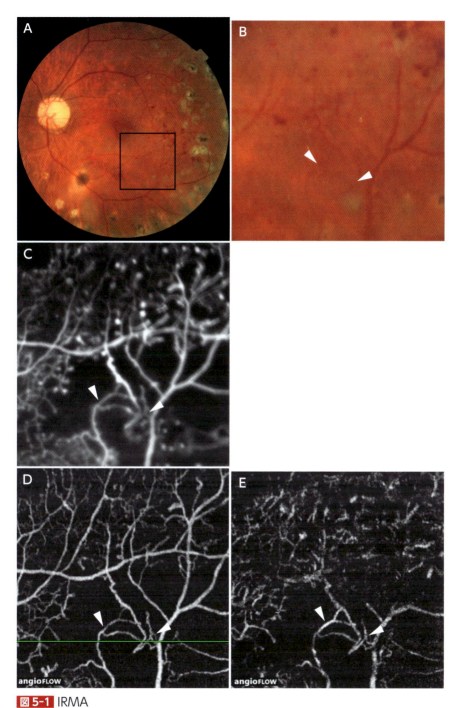

図 5-1 IRMA
左眼眼底写真(**A**)とその拡大(**B**). **C** FA 早期画像. 浅層(**D**)および深層(**E**)の OCTA 画像.
矢頭：IRMA.

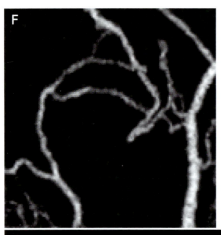

図5-1 IRMA（つづき）
F DにおけるIRMAの拡大図． **G** Dの緑線に沿ったBスキャン画像におけるdecorrelation signal（赤）．

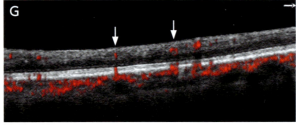

症例 2 図5-2	64歳女性
	増殖糖尿病網膜症
	左眼矯正視力（1.0）

　眼底写真では新生血管と類似したIRMAを認め，それらの鑑別が困難である（図5-2A, B）．FAでは異常血管網が明瞭に描出されるが，血管径は不均一であり，蛍光強度の強弱もある（図5-2C，矢頭）．OCTAではIRMAは網膜浅層のみならず深層にも生じており，その周辺側にNPAを伴っている（図5-2D, E）．FAと大まかな形態や位置は一致するものの，OCTAでは血管径の不均一はさほど明瞭ではない（図5-2F，赤矢印）．また，異常血管のdecorrelation signalは微弱であったり，不連続であったりするが，それは血流の低下が示唆していると考えられる（図5-2H, I，水色矢印）．OCTAはFAよりも網膜深層の異常血管の描出力に優れており，深層のIRMAが明瞭に描出されている（図5-2E, G）．

網膜内細小血管異常

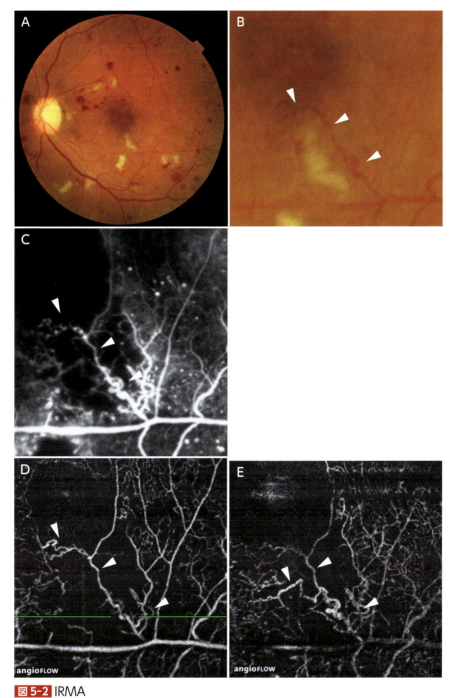

図 5-2 IRMA
左眼眼底写真(**A**)とその拡大(**B**). **C** FA 早期画像. 浅層(**D**)および深層(**E**)の OCTA 画像.
矢頭：IRMA.

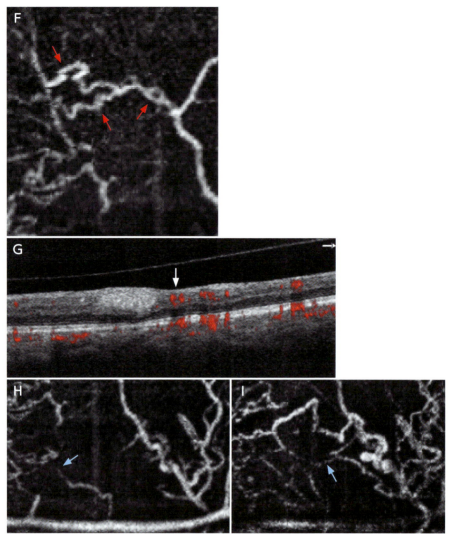

図 5-2 IRMA（つづき）
F D における IRMA の拡大図．**G** D の緑線に沿った B スキャン画像における decorrelation signal（赤）．
H，**I** D, E における IRMA の拡大図．
水色矢印：IRMA の点状もしくは微弱な decorrelation signal．

無灌流領域

無灌流領域(NPA)は神経グリア細胞の低酸素を意味し，VEGF の発現亢進を介して血管新生を惹起する病変と考えられている．恒久的な血管構造の消失や一過性の血流障害により，FA 画像では蛍光色素が到達できない低蛍光領域として認識されるが，しばしば背景蛍光もブロックされている．

症例 3 図5-3	46 歳男性
	増殖糖尿病網膜症
	左眼矯正視力(0.9)

NPA は FA で定義されるが，黄斑部上方に血管構造が消失した低蛍光領域が広がっている(図 5-3C)．眼底写真では NPA に相当する部位に網膜血管が消失しており，白線化血管も伴っている(図 5-3A, B)．OCTA では深層と浅層に分けて decorrelation signal の有無を評価できるが，食い違いを認めることがしばしばある(図 5-3D-F，矢印)．興味深いことに，OCTA での NPA には en face OCT 画像でしばしば高反射の血管構造が描出され，少なくとも一過性の血流障害が存在することが示唆される(図 5-3E, H, I)．また，NPA 付近の毛細血管網では，decorrelation signal がしばしば断続的になったり，微弱であったりしており，この付近の網膜血管の血流障害を象徴している(図 5-3G)．OCT での網膜断層像では NPA では網膜内層の層構造が不明瞭化し，浮腫を伴わない場合はその部位の菲薄化が特徴であり，その部位に一致して，decorrelation signal も消失していることがわかる(図 5-3G，両端矢印)．

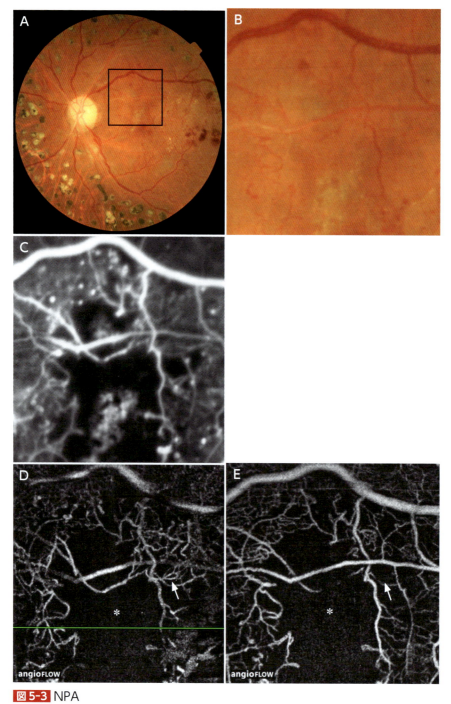

図5-3 NPA
左眼眼底写真(**A**)とその拡大(**B**). **C** FA早期画像. 深層(**D**)および浅層(**E**)のOCTA画像.

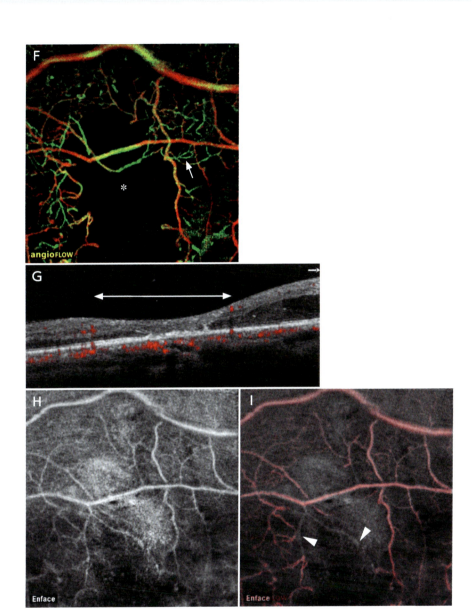

図 5-3 (つづき)

F DとEの合成画像(赤=浅層, 緑=深層). **G** Dの緑矢印に沿ったBスキャン画像におけるdecorrelation signal(赤). **H** 浅層のen face OCT画像. **I** EとHの合成画像(白黒画像=en face OCT, 赤=OCTA).
＊：NPA. 矢印：浅層と深層でNPAの違い. 両端矢印：NPA. 矢頭：NPAにおいて残存した血管構造.

毛細血管瘤

毛細血管瘤(microaneurysm：MA)は，臨床的には糖尿病網膜症(diabetic retinopathy：DR)の最初期病変であり診断に重要である．また，血管透過性亢進を伴うことが多く，糖尿病黄斑浮腫(diabetic macular edema：DME)の原因病変の1つであり局所光凝固の適応となる．FAは検出感度が高く，点状の過蛍光として描出され，血液網膜柵の破綻したものでは蛍光漏出や蛍光貯留を伴う．組織学的には多様性に富んでおり，少なくとも嚢状(saccular)もしくは紡錘状(fusiform)のものが知られている．基底膜の厚みや内皮細胞の有無もさまざまである．

症例4 図5-4	34歳女性
	中等度非増殖糖尿病網膜症
	右眼矯正視力(1.5)

眼底写真では赤色の点状病変として認識されることが多いが，まれに白色病変であったり，小さいものでは視認できないこともある(図5-4A)．FA早期では赤色病変に一致した点状の過蛍光を呈しており，一部のMAでは周囲に蛍光漏出を伴っている(図5-4B, C)．OCTAでは，MAの形態はさまざまで，検出感度はFAと比してさほど高くない．また，浅層，深層ともに描出されるが，特に深層のほうが頻度が高い(図5-4D, G)．en face OCTではMAは高輝度の類円形病変であるが，不明瞭な場合もあり，両者を合わせて検討することで検出感度の向上が期待される(図5-4E, F, H, I)．Bスキャン画像でも同様の類円形のMAの断層像の中にdecorrelation signalがみられるが，その位置は神経線維層から外網状層までさまざまである(図5-4J, K)．

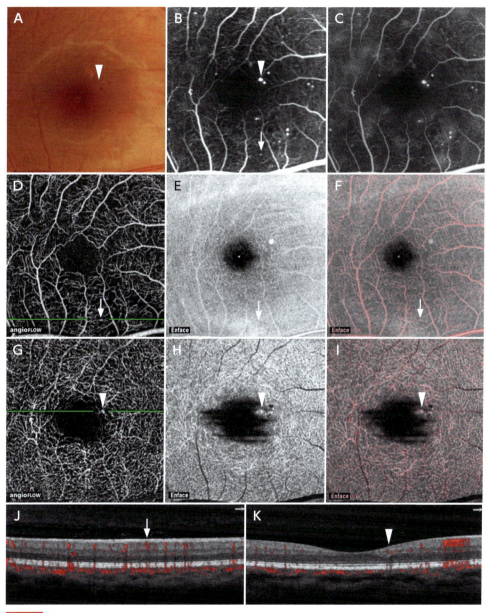

図 5-4 MA

A 右眼眼底写真．FA 早期（**B**）および後期（**C**）．浅層の OCTA（**D**），en face 画像（**E**）および合成画像（**F**；白黒＝en face OCT，赤＝OCTA）．**G-I** 深層の画像．**J** D の緑線に沿った B スキャン画像．**K** G の緑線に沿った B スキャン画像．白矢印，白矢頭：MA．

症例5 図5-5	76歳男性
	中等度非増殖糖尿病網膜症
	左眼矯正視力(0.8)

　眼底写真では赤色の点状病変として視認できるが，その大きさはさまざまであるが形態は円形または類円形であり(図5-5A)，FA所見と比較的よく一致する(図5-5B, C)．一方，OCTAではその形態は非常に多様で，少なくとも囊状，もしくは，紡錘状のものがみられ，トリプシン消化標本での組織学的な所見と一致している可能性がある(図5-5D-H)．また，それ以外にも，屈曲したものやコイル状のMAもみられ(図5-5I)，今後はそれらと血管透過性との関連などが明らかになっていくであろう．

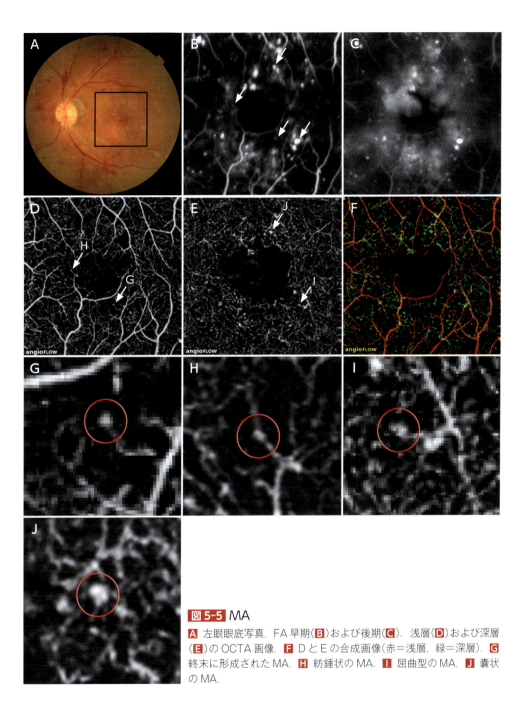

図 5-5 MA

A 左眼眼底写真．FA 早期(**B**)および後期(**C**)．浅層(**D**)および深層(**E**)の OCTA 画像．**F** D と E の合成画像(赤＝浅層，緑＝深層)．**G** 終末に形成された MA．**H** 紡錘状の MA．**I** 屈曲型の MA．**J** 嚢状の MA．

症例6 図5-6	75歳男性
	中等度非増殖糖尿病網膜症
	右眼矯正視力(0.5)

　FA早期および後期(図5-6B, C)ではMAは点状の過蛍光であり，その形態は概ね維持される．OCTAで同日に連続して画像取得した場合に，MAの描出が再現されないことも時々みられるので注意が必要である(図5-6D-I)．MA内の血流は不安定であることが知られており，赤血球の運動および密度の変動が，decorrelation signalの変化としてみられている可能性がある．

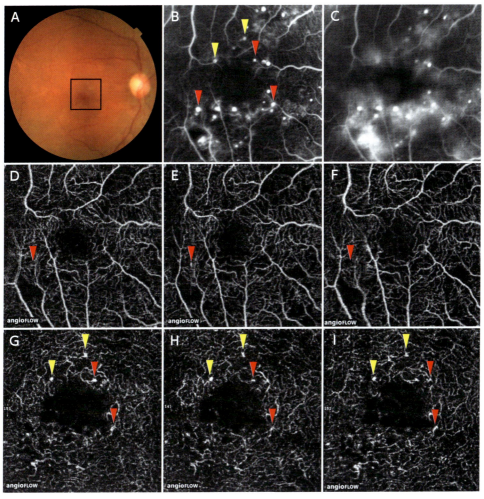

図 5-6 MA
A 右眼眼底写真．FA 早期（**B**）および後期（**C**）．同日に 3 回撮影した OCTA の浅層（**D**-**F**）および深層（**G**-**I**）の en face 画像．
黄矢頭：撮影ごとでほぼ一致している MA．赤矢頭：撮影ごとで形態が変化する MA．

糖尿病黄斑浮腫

　糖尿病黄斑浮腫（DME）では，網膜血管の透過性亢進が原因となり，神経網膜の浮腫性変化と機能障害や変性を惹起し，視力低下を引き起こす．従来からFAはDME診療で重要な役割を果たしてきたが，網膜血管の形態的変化および機能障害の評価に非常に有用である．MAなどの漏出の原因となる病変が明瞭に描出され，蛍光漏出，蛍光貯留といった透過性亢進の状態が把握できる．

　近年のOCTの進歩により，神経グリア組織の形態変化の多様性が明らかになり，その血管病変との関連も徐々に報告されてきている．典型的な形態変化である囊胞様黄斑浮腫（cystoid macular edema：CME）型では，中心窩付近にMAが多くみられ，中心窩無血管野が拡大していることが多い．また，漿液性網膜剝離（serous retinal detachment：SRD）型は，中心窩付近で血管の形態変化に乏しく，周中心窩での蛍光漏出が強いのが特徴である．

症例7　図5-7

75歳男性
増殖糖尿病網膜症
左眼矯正視力（0.8）

　眼底写真では，耳下側を中心に硬性白斑を認め，黄斑部網膜の肥厚を伴っている（図5-7A）．FA早期では，中心窩無血管野はさほど異常はなく，MAを1つ認める程度である（図5-7B）．FA後期では，耳下側に蛍光漏出および蛍光貯留が著明であるが，中心窩付近の蛍光漏出は軽度である（図5-7C）．OCTAでは浅層の網膜血管の形態変化はわずかである（図5-7D）．一方，深層ではMAなどの形態変化が多くみられるものの血管密度は極端に低下しているわけではなく，CME型とはずいぶん様相が異なる．

　硬性白斑はen face OCTではhyperreflective fociとして描出されるが，その周囲には毛細血管がよく描出される（図5-7D-I，白線円）．hyperreflective fociには内層血管からのプロジェクションアーチファクトを認めることがあり，その解釈には注意が必要である．またSRD型でもセグメンテーションエラーがしばしば起こるため（図5-7K, L），やはりBスキャン画像とen face画像を組み合わせて，病変を解釈する必要がある．

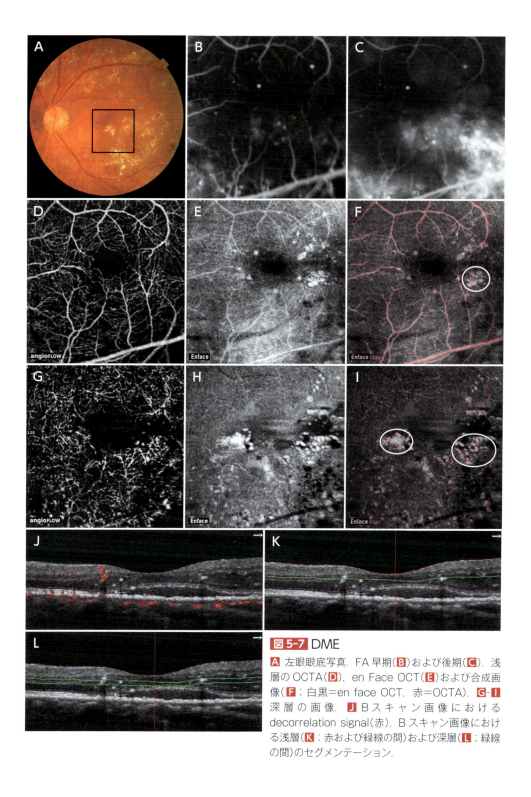

図5-7 DME

A 左眼眼底写真. FA早期(B)および後期(C). 浅層のOCTA(D), en Face OCT(E)および合成画像(F;白黒=en face OCT, 赤=OCTA). G-I 深層の画像. J Bスキャン画像におけるdecorrelation signal(赤). Bスキャン画像における浅層(K;赤および緑線の間)および深層(L;緑線の間)のセグメンテーション.

症例 8 図5-8	66歳男性
	増殖糖尿病網膜症
	左眼矯正視力(0.2)

　眼底写真では黄斑部に硬性白斑と中心窩に囊胞様腔を認めている(図5-8A)．FA早期(図5-8B)では，中心窩を含んだ黄斑部全体にMAが多発しており，後期(図5-8C)には，その付近に蛍光貯留が著明である．OCTAでは，浅層，深層ともに囊胞様腔の周囲にMA(図5-8D, G, 矢頭)が多発しており，それらの関連が示唆される．特にen face OCT画像やBスキャン画像と比較すると病変の位置関係が把握しやすい(図5-8D-J)．OCTAでは3次元的に血管病変を把握できるため，浮腫性変化の原因となるMAがより正確に予測できる可能性があるが，FAとは異なり，機能的障害，つまり，血管透過性亢進は把握できない．それらの検査を組み合わせて病態を理解することが必要である．

　CME型では，OCTAの深層の血管密度がやや減少しているようにみえる．実際に減少している可能性もあるが，DMEにおいてセグメンテーションエラーがしばしば発生し，また，囊胞様腔内をセグメンテーションすることになるので，実際の血管の状態を把握するのは困難である(図5-8K, L)．

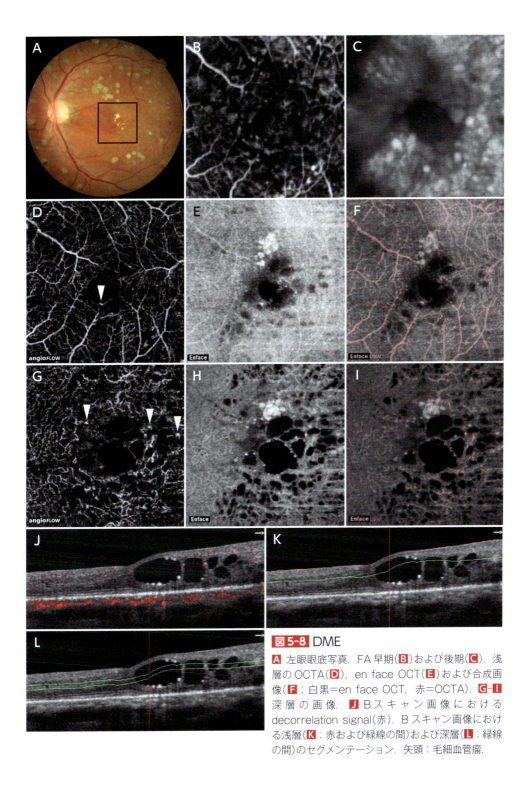

図5-8 DME

A 左眼眼底写真．FA早期(**B**)および後期(**C**)．浅層のOCTA(**D**)，en face OCT(**E**)および合成画像(**F**：白黒=en face OCT，赤=OCTA)．**G-I** 深層の画像．**J** Bスキャン画像におけるdecorrelation signal(赤)．Bスキャン画像における浅層(**K**：赤および緑線の間)および深層(**L**：緑線の間)のセグメンテーション．矢頭：毛細血管瘤．

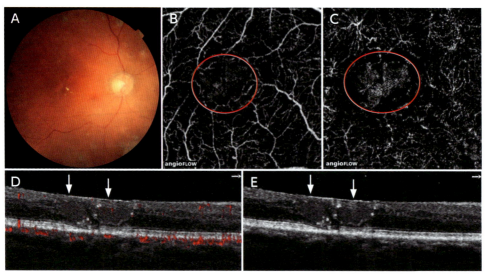

図 5-9 DME

A 右眼眼底写真．浅層（**B**）および深層（**C**）のOCTA画像．Bスキャン画像（**E**）およびそのdecorrelation signal（**D**；赤）．矢印：囊胞様腔

症例 9 図5-9	73歳男性
	中等度非増殖糖尿病網膜症
	右眼矯正視力（0.6）

　　OCTAでは，囊胞様腔の多くは血管が存在しないため，シグナルが消失しているが（症例7），時々，弱いdecorrelation signalが描出されることがある．

　　眼底写真では中心窩付近に硬性白斑および囊胞様腔を認める（図 5-9A）．OCTA画像では中心窩無血管野が拡大しており，囊胞様腔に弱いdecorrelation signalを認める（図 5-9B, C，赤線円）．Bスキャン画像では，囊胞様腔内の反射強度がやや高く（図 5-9E，矢印），所々にdecorrelation signalが描出されるものの，当然血流が存在するわけではない（図 5-9D，矢印）．高反射の内容物に動きがあるためか，decorrelation signalを得るためのスキャン間でずれがあったためか，現時点で理由は明らかではない．

抗 VEGF 薬投与前後の糖尿病黄斑浮腫

抗 VEGF 療法は DME の治療の大きな柱の 1 つとなってきている．VEGF は血管新生，血管透過性亢進を惹起するだけでなく，他にも血管への効果があり，網膜症様の血管病変を惹起したり，血栓形成への影響が報告されている．そのため，抗 VEGF 薬による網膜血管への効果はさまざまなものが予想されており，今後 OCTA を用いた評価が進んでいくであろう．

症例 10 図5-10, 11	61 歳男性
	中等度非増殖糖尿病網膜症
	右眼矯正視力(0.7)

　眼底写真では中心窩に囊胞様腔を認め，その周囲に硬性白斑を伴っている（図 5-10A）．FA 早期では中心窩無血管野がやや拡大し，その周囲に MA が多発している（図 5-10B）．後期では黄斑部に局所性，および，びまん性蛍光漏出を，中心窩には蛍光貯留を認める（図 5-10C）．B スキャン画像では黄斑部網膜が肥厚し，CME 型を呈している（図 5-10F）．en face OCT 画像では，浅層では中心窩には囊胞様腔を認め，その周囲に高反射の類円形病変である MA が描出されている（図 5-10D）．深層では広範囲に囊胞様腔が描出され，その周囲には hyperreflective foci がみられる（図 5-10E）．DME による視力低下と診断し，アフリベルセプトを 3 回投与した結果，黄斑浮腫は消失したため，その後は投与を中断した．

　治療前の OCTA 画像（図 5-11A-D）では，所々に MA がみられ（図 5-11A，矢頭），特に深層では囊胞様腔付近の毛細血管の密度は低下しているように描出される（図 5-11B）．B スキャン画像においても，囊胞様腔周囲には decorrelation signal が減少している（図 5-11D）．

　治療開始半年後の OCTA 画像（図 5-11E-H）では，一部の MA は消失（図 5-11E，矢頭）したが，多くは残存していた（図 5-11F）．また，毛細血管網は一部で減少した（図 5-11G，矢印）．耳側の毛細血管網は増加しているようにみえるが，再灌流したものか，血管が修復もしくは再生したものかは不明である（図 5-11C, G，白線円）．B スキャン画像でも，耳側では decorrelation signal が増加したが鼻側では減少したようにみえる（図 5-11D, H）．

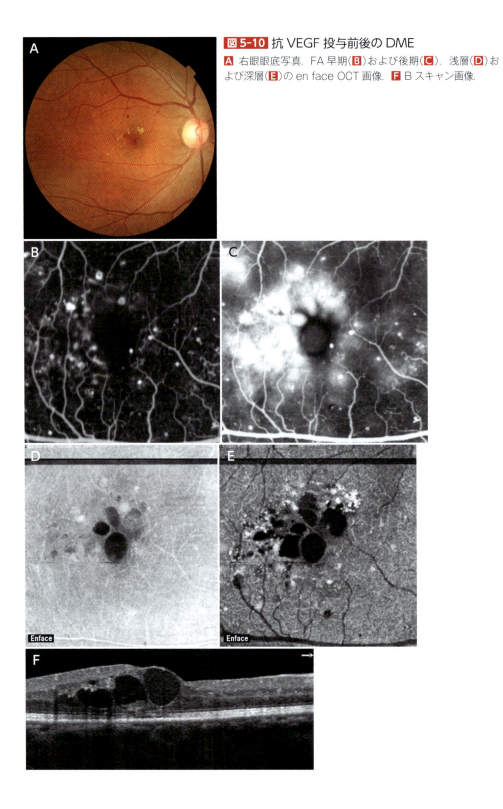

図5-10 抗 VEGF 投与前後の DME
A 右眼眼底写真．FA 早期(B)および後期(C)．浅層(D)および深層(E)の en face OCT 画像．F B スキャン画像．

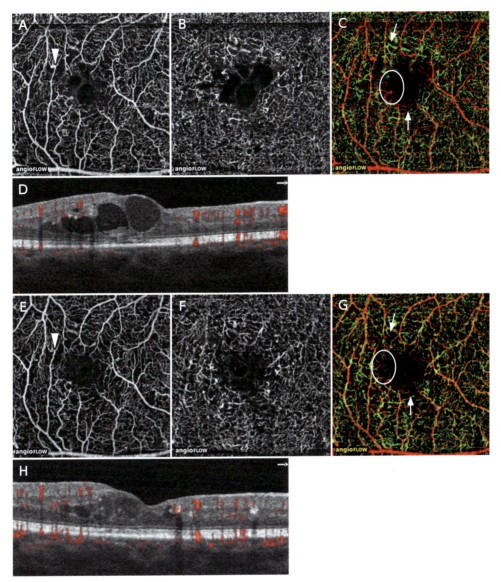

図 5-11 抗 VEGF 薬投与前後の DME
治療前に撮像した浅層(**A**), 深層(**B**)の OCTA, および合成画像(**C**；赤＝浅層, 緑＝深層). **D** B スキャン画像における decorrelation signal(赤). 治療開始 6 か月後に撮影した浅層(**E**), 深層(**F**)の OCTA, および合成画像(**G**；赤＝浅層, 緑＝深層). **H** B スキャン画像における decorrelation signal(赤).

抗VEGF薬投与後1年の治療経過

症例 11
図5-12〜14

75歳女性
糖尿病黄斑浮腫
注射前右眼矯正視力(0.4)　1年後右眼矯正視力(0.6)

　抗VEGF薬硝子体内注入を計7回施行．治療1年後には網膜浮腫は一部残存認めるも軽快し，網膜深層のOCTA画像においても，治療前には中心窩無血管域(FAZ)内に低輝度の楕円形領域として描出されていたcystoid space(図5-12C，白矢頭)が，治療後には小さくなっている(図5-13C，白矢頭)．また，FAZ周囲に高輝度の瘤状影として捉えられるMAも，治療後減少している(図5-12B, C，黄矢頭)．消失したMAは周囲にcystoid spaceを伴っているが，MAの消失に伴って周囲のcystoid spaceも減少している．FAZを形成する最内層の毛細血管影(図5-12B，図5-13B)は鼻側(画面右端)を除いて鮮明化し，耳側(画面左端)の血管密度が上昇している．これは治療前と比較し，浮腫が軽減(図5-14)したこと，もしくは血流が改善した可能性との関連が考えられる．一方で，網膜深層でFAZ上方にNPAが生じ(図5-13C，白矢印)，またFAZ耳側(画面左端)の血管密度が減少している(図5-12D，図5-13D)．

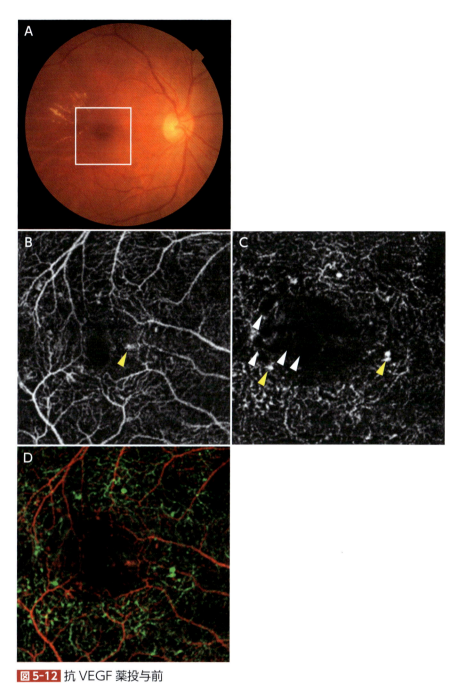

図 5-12 抗VEGF薬投与前
A 右眼カラー眼底写真(治療前). B 網膜表層のOCTA(治療前). C 網膜深層のOCTA(治療前). D BとCの合成画像. 白矢頭：cystoid space. 黄矢頭：microaneurysm.

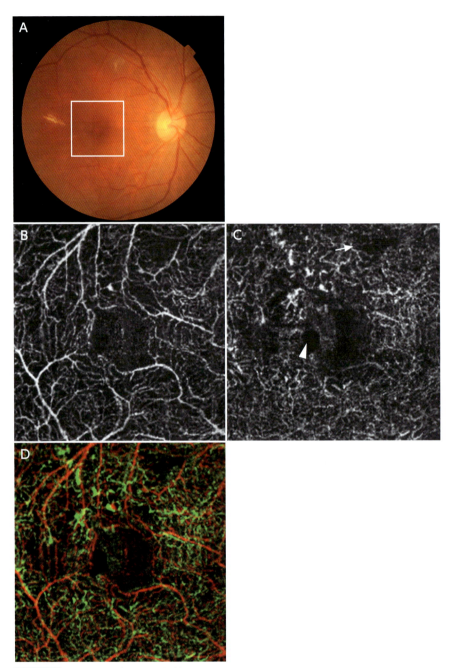

図5-13 抗VEGF薬投与1年後

A 右眼カラー眼底写真（治療1年後）．**B** 網膜表層のOCTA（治療1年後）．**C** 網膜深層のOCTA（治療1年後）．**D** BとCの合成画像．白矢頭：cystoid space．白矢印：nonperfusion area．

抗VEGF薬投与後1年の治療経過

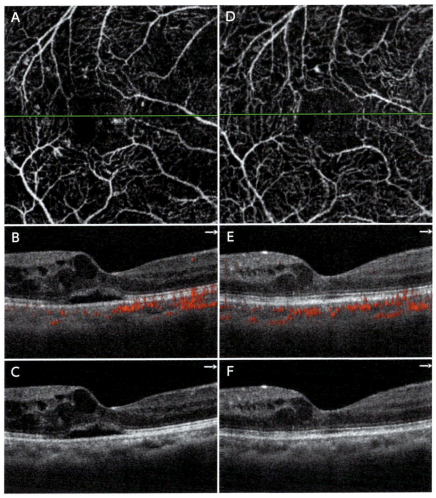

図 5-14 抗 VEGF 薬投与後 1 年の DME の治療経過
A 網膜表層の OCTA（治療前）. B B スキャン(flow) horizontal. C B スキャン horizontal.
D 網膜表層の OCTA（治療 1 年後）. E B スキャン(flow) horizontal. F B スキャン horizontal.

虚血性黄斑症

症例 12 図5-15, 16	68歳男性
	増殖糖尿病網膜症
	右眼矯正視力(0.15)

　網膜全周にわたってNPAを認め，汎網膜光凝固術が施行された．黄斑浮腫を認めたが，無治療である程度軽快．眼底写真(図5-15A)では網膜出血を数個認めるのみで，目立った所見はない．蛍光眼底造影(FA)の早期像では，中心窩付近の毛細血管網が一部消失している(図5-15B，矢印)．後期像ではびまん性漏出を認める(図5-15C)．OCTA画像では網膜表層で毛細血管床の消失を一部認め(図5-15C，矢印)，FAZが拡大しているのがわかる．網膜深層におけるFAZの範囲はFA早期像と一致する(図5-15B)．OCTAのBスキャン(decorrelation image)(図5-16A)は，中心窩を通るように垂直に中心窩を切った断面であるが，網膜内層に血流信号をほとんど認めない．

虚血性黄斑症

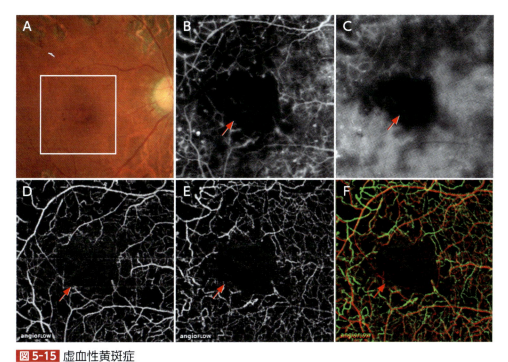

図 5-15 虚血性黄斑症
A 右眼カラー眼底写真. **B** FA の早期像. **C** FA の後期像. **D** 網膜表層の OCTA. **E** 網膜深層の OCTA. **F** D と E の合成画像.

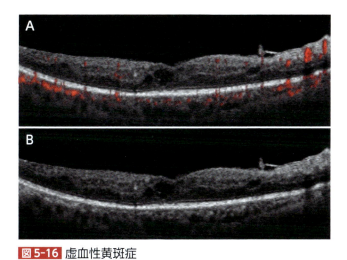

図 5-16 虚血性黄斑症
A OCTA の B スキャン（decorrelation image）. 赤色が血流信号. **B** 同部位の B スキャン.

虚血性黄斑症の程度別評価
（軽度：図5-17，中等度：図5-18，重度：図5-19）

症例 13-1 図5-17, 18	38歳男性
	両眼増殖糖尿病網膜症
	両眼矯正視力（1.5）

汎網膜光凝固術が施行されている．図5-17が左眼で，図5-18が右眼である．左眼（図5-17）は網膜表層ではFAZの拡大ははっきりしない（図5-17B）が，網膜深層でFAZの拡大を指摘でき（図5-17C），軽度虚血性黄斑症と診断できる．右眼（図5-18）では網膜表層のレベルでFAZの拡大があり，深層においてよりはっきりとFAZの拡大を認める（図5-18B）．

症例 13-2 図5-19	55歳女性
	増殖糖尿病網膜症
	右眼矯正視力（0.3）

汎網膜光凝固術が施行されている．網膜表層（図5-19B），網膜深層（図5-19C）ともにFAZの拡大を認め，その範囲はほぼ一致している．虚血性黄斑症は今までFAでしか診断できなかったが，OCTAでは表層と，深層の両方の血管網の所見を捉えることができ，程度別に虚血性黄斑症の評価が可能と考えられる．

虚血性黄斑症の程度別評価

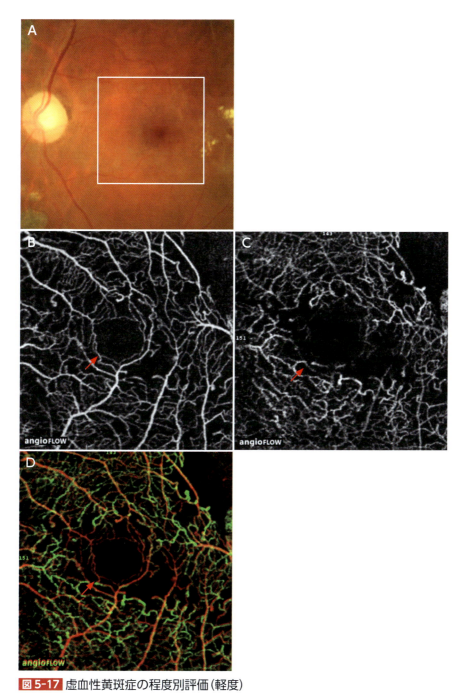

図 5-17 虚血性黄斑症の程度別評価（軽度）
A 左眼カラー眼底写真. B 網膜表層の OCTA. C 網膜深層の OCTA. D B と C の合成画像.

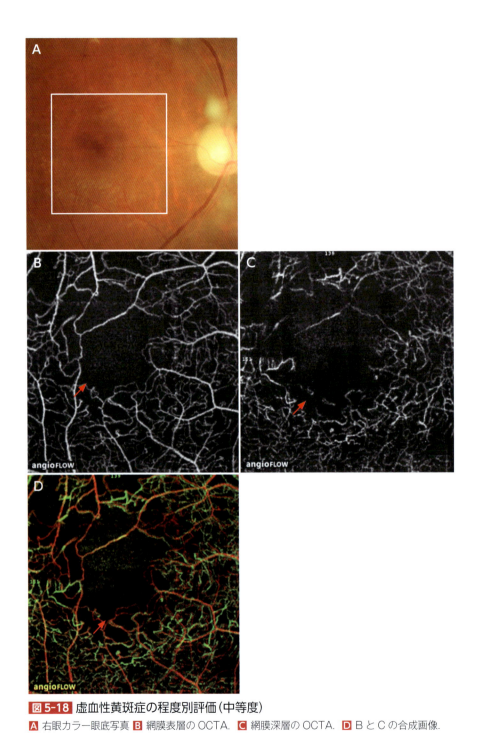

図 5-18 虚血性黄斑症の程度別評価(中等度)
A 右眼カラー眼底写真 **B** 網膜表層の OCTA. **C** 網膜深層の OCTA. **D** B と C の合成画像.

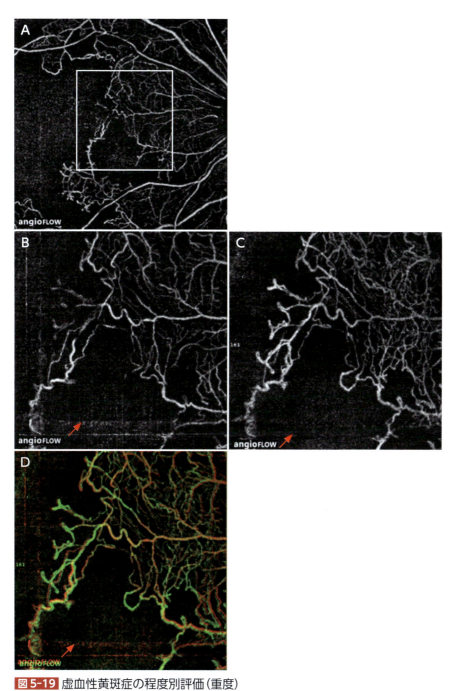

図 5-19 虚血性黄斑症の程度別評価（重度）
A 網膜表層の OCTA（8×8 mm）．B 網膜表層の OCTA．C 網膜深層の OCTA．D B と C の合成画像．

増殖糖尿病網膜症

症例 14 図5-20, 21	38歳男性
	両増殖糖尿病網膜症，黄斑浮腫
	右眼矯正視力(0.9)

　両眼に汎網膜光凝固術，抗VEGF薬の硝子体内注射を施行されている．汎網膜光凝固術が完成しているものの，右眼視神経乳頭上に旺盛な新生血管の増生を認める(neovascularization of the disc：NVD)(図5-20A)．蛍光眼底造影(FA)の早期像では，境界明瞭なNVDが描出され，これは走行や大きさなどの形態的特徴から正常血管から区別される(図5-20B)．一方，後期像では視神経乳頭上に蛍光漏出があり，NVDの存在を示唆するが，血管像は蛍光漏出に隠れてはっきりと観察することはできない．

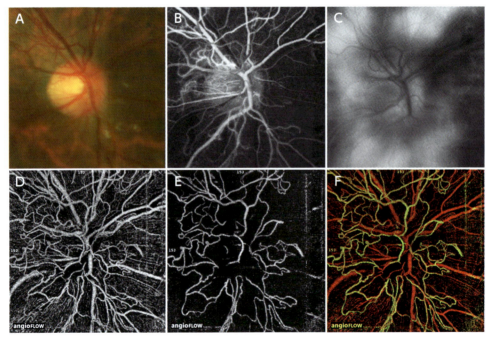

図5-20 増殖糖尿病網膜症
A 右眼カラー眼底写真．B FAの早期像．C FAの後期像．D 網膜内層〜網膜表面のOCTA．E 網膜表面から硝子体のOCTA．F DとEの合成画像．

OCTA（AngioVue，Optovue 社）では，FA の早期像よりも明瞭でシャープな NVD が観察でき，放射状乳頭周囲毛細血管（RPC）もはっきりと観察できる（図 5-20D）．FA の後期像でみられる漏出像は認められない．OCTA の B スキャン（decorrelation image）では，網膜表面から離れた後部硝子体膜内に血流信号（矢頭）を認め，新生血管に一致すると考えられる（図 5-21A）．

よって，en face 画像を網膜表面より硝子体側で作成すると，硝子体中に伸びた新生血管だけを画像化することが可能である（図 5-20E, F）．

OCTA で観察される新生血管の特徴として，ねじれたループ状の形態（図 5-21E，矢頭）や点状に描出される細い血管（図 5-21F，矢頭）が挙げられる．これは新生血管以外の網膜内層の血管や（図 5-21C），RPC（図

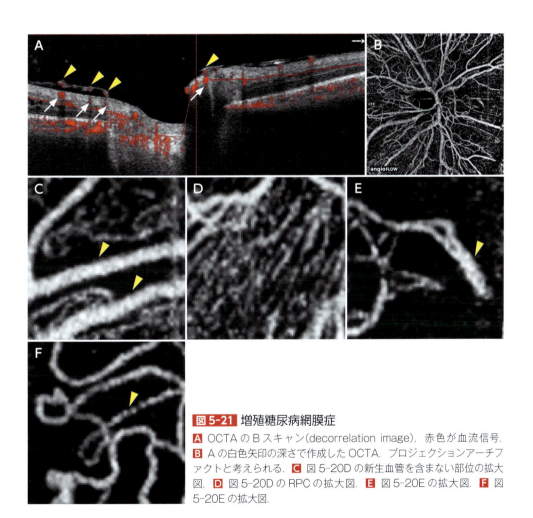

図 5-21 増殖糖尿病網膜症
A OCTA の B スキャン（decorrelation image）．赤色が血流信号．**B** A の白色矢印の深さで作成した OCTA．プロジェクションアーチファクトと考えられる．**C** 図 5-20D の新生血管を含まない部位の拡大図．**D** 図 5-20D の RPC の拡大図．**E** 図 5-20E の拡大図．**F** 図 5-20E の拡大図．

5-21D)にはほとんど認められない．decorrelation image において，神経線維層内に新生血管(図5-21A，矢頭)の位置と一致する赤い血流信号(図5-21A，矢印)を認め，これはプロジェクションアーチファクトと考えられる．そのため，この深さで形成する OCTA 画像(図5-21B)には硝子体側で作成した OCTA 画像に含まれる新生血管(図5-20E)と同じ形態の血管像を含む．

症例 15 図5-22, 23	67 歳男性
	増殖糖尿病網膜症
	左眼矯正視力(0.6)

　両眼に汎網膜光凝固術が施行されており，左眼黄斑は硝子体による牽引で浮腫を来し，矯正視力(0.6)に低下している．左眼アーケード血管上に新生血管の増生を認め(neovascularization elsewhere：NVE)，蛍光眼底造影(FA)の後期像では蛍光漏出を認める(図5-22A)．OCTA(AngioVue, Optovue 社)では，FA の蛍光漏出部位に一致した明瞭な NVE が観察でき(図5-22C)，OCTA の B スキャン(decorrelation image)では，網膜表面から離れた赤い血流信号を確認できる(図5-22B，矢頭)．

　B スキャンにおけるセグメンテーションの精度は，その en face 像である OCTA 画像の画質に大きな影響を与えることに注意しなければならない．本症例のように，後部硝子体膜がはっきりと描出されている例では，この後部硝子体膜を網膜表層と誤認してセグメンテーションがなされてしまい(図5-22D)，対応する OCTA にノイズを発生させる(図5-22C，矢頭)．このような場合，正確な OCTA 画像を得るためにセグメンテーションをすべての B スキャンに対して手動で行うのは難しいため，高い確率でセグメンテーションが成功する RPE を基準に指定したうえで，一定の厚みの en face OCTA 画像を作成するように設定する．それを NVE が含まれる深さまで平行移動させればひずみの少ない画像を得ることが可能である(図5-22E-H)．

　FA と異なり，3 次元的な血流信号の可視化ができるのが OCTA の強みである．en face 画像で網膜表面に平行な血管の広がりを観察できるばかりでなく，decorrelation image を用いることで，NVE が網膜から連続的に硝子体へ広がる様子も観察可能である(図5-23A, B)．

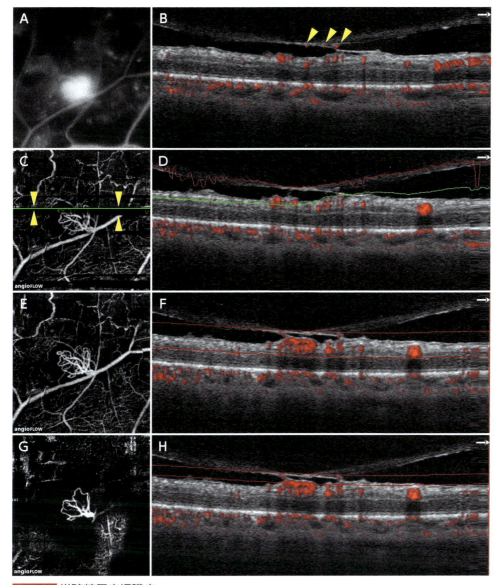

図 5-22 増殖糖尿病網膜症

A FA の後期像. B OCTA の B スキャン（decorrelation image）. 赤色が血流信号. C デフォルトの設定で作成した網膜内層～網膜表面の OCTA. D C の decorrelation image. 赤線，緑線はセグメンテーションライン. E セグメンテーション調整後の OCTA. F E の decorrelation image. 赤線は RPE に合わせて作成したセグメンテーションライン. G セグメンテーション調整後の網膜表面～硝子体の OCTA. H G の decorrelation image. 赤線は RPE に合わせて作成したセグメンテーションライン.

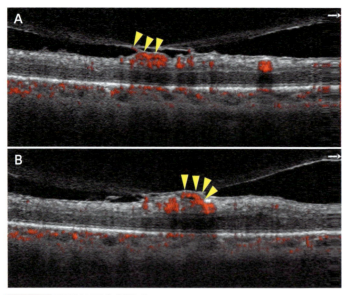

図 5-23 増殖糖尿病網膜症
A, **B** NVE を横切る decorrelation image．NVE が網膜から連続的に硝子体へ広がる(矢頭)．

症例 16 図5-24	59 歳男性
	増殖糖尿病網膜症，左黄斑浮腫
	左眼矯正視力(0.1)

　両眼に汎網膜光凝固術は施行済みである．左眼，黄斑より上耳側の後極に NVE を認め，蛍光眼底造影(FA)の後期像では蛍光漏出を認める(図 5-24A)．OCTA(Spectralis, Heidelberg 社)では，蛍光漏出部位に一致して，NVE が観察される(図 5-24B)．
　NVE を横切る通常の OCT B スキャン断層像では，網膜内の硬性白斑や hyperreflective foci(図 5-24C，矢頭)，網膜上の NVE(図 5-24C，矢印)が高輝度の構造物として観察され，区別されない．OCTA の B スキャン(decorrelation image)では，硬性白斑や hyperreflective foci は暗くなり，硬性白斑よりも内層に存在する血管の血流信号と，そのプロジェクションアーチファクトが高輝度に観察される(図 5-24D，矢頭)．NVE も高輝度に描出され，網膜内の血流信号と連続している(図 5-24D，矢印)．

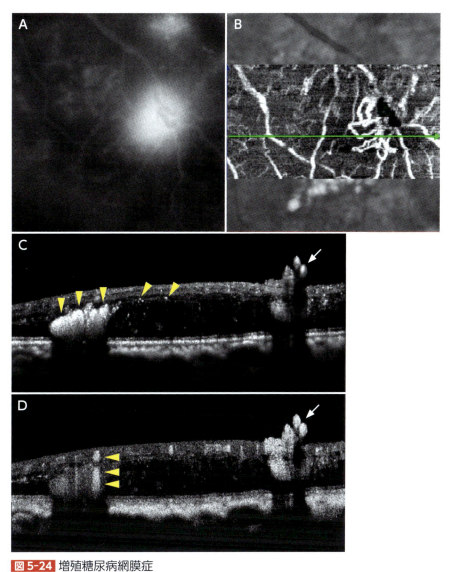

図 5-24 増殖糖尿病網膜症
A FA の後期像. B 網膜内層〜硝子体の OCTA. C NVE を横切る通常の OCT B スキャン断層像（強度画像）. D NVE を横切る OCTA の B スキャン（decorrelation image）.

硬性白斑

症例 17 図5-25	66歳男性
	硬性白斑
	右眼矯正視力 0.4

　右眼の中心窩よりやや耳側に硬性白斑の沈着を認める（図 5-25A）．OCTA（AngioVue, Optovue 社）の浅層画像では，MA と考えられる，高輝度粒子と中心窩無血管領域（FAZ）の拡大を認める（図 5-25B）．OCTA の深層画像でも，同様に粒状に膨らんだ MA と浅層像よりも広い無灌流領域を認める（図 5-25C）．

　硬性白斑を横切る OCTA の B スキャン（decorrelation image）では，硬性白斑内（図 5-25D, 矢印）や hyperreflective foci 内に血流信号（赤色）を認めない．しかしながら，硬性白斑や hyperreflective foci と考えられる高輝度構造物の中にも血流信号を有するものがあり（図 5-25D, 矢頭），これらは血管や MA の断面と考えられる．拡大した en face 画像で確認すると，通常の強度画像の en face（図 5-25F）で描出される高輝度粒子（白色）と OCTA の深層画像（図 5-25E）で認められる高輝度粒子の位置や数が一致しないことがわかる．一方で，両者を合成（E を赤色とし F に合成）すると，両者間で一致する粒子も存在することがわかり（図 5-25G, 矢頭），これらは MA であると考えられる．

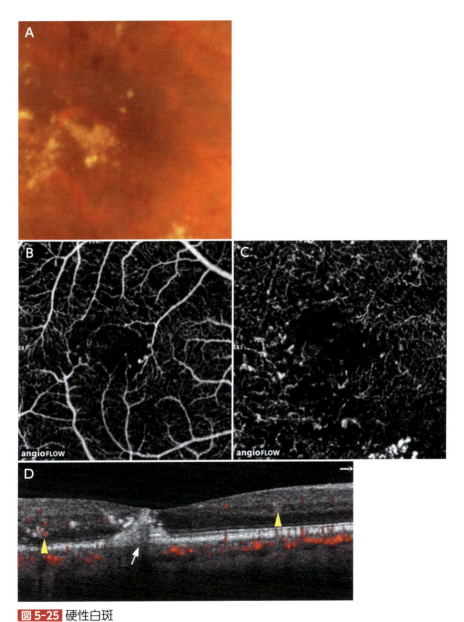

図 5-25 硬性白斑
A カラー眼底写真．**B** 網膜内層〜網膜表面の OCTA．**C** 網膜深層の OCTA．**D** 硬性白斑を横切る OCTA の B スキャン(decorrelation image)．

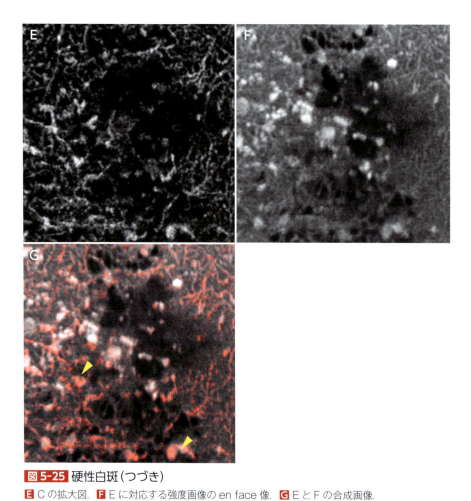

図 5-25 硬性白斑（つづき）
E C の拡大図．**F** E に対応する強度画像の en face 像．**G** E と F の合成画像．

第6章

網膜動静脈閉塞性疾患

網膜静脈閉塞症〔網膜静脈分枝閉塞症(branch retinal vein occlusion：BRVO)，網膜中心静脈閉塞症(central RVO：CRVO)〕は，糖尿病網膜症に次いでよくみられる代表的な網膜循環疾患である．網膜循環動態の把握には，現在もフルオレセイン蛍光眼底造影(FA)がゴールデンスタンダードであるが，点滴ラインの確保，フルオレセイン静注などの侵襲性や煩雑さを伴うこと，また，頻度はごくまれながらアナフィラキシーショックを引き起こすこともあり，少なくとも短期間に頻回に検査を実施することは臨床上現実的ではない．

RVOでは，非虚血型から虚血型への移行など，網膜循環動態が経時的に変化することはよく知られた事実である．可能であれば，受診日ごとに患者の網膜循環が詳細に把握できることが望ましい．OCTAは，これらFAのデメリットを補う非侵襲性と簡便さをもつだけでなく，FAでは不可能であった網膜血流の3次元的な情報も得ることができ，臨床において今後さらに有用となる可能性がある．

網膜静脈閉塞症(RVO)に認める無灌流領域(NPA)

症例1
図6-1

64歳男性
右眼の急性期BRVO
右眼矯正視力(0.2)

　2週間前からの右眼視野異常を主訴として受診．初診時の右眼視力は(0.2)で，黄斑浮腫と，耳上側網膜に広範な無灌流領域(NPA)を認めた（図6-1A）．初診から1年後に施行したFAとOCTA（AngioVue, Optovue社）では，耳上側の傍中心窩領域にNPAが明瞭に描出された（図6-1C-E）．中心窩を横断するOCT Bスキャン画像をみると，NPAに相当する矢印部の網膜内層は局所的に菲薄化し，血流を示す赤色のdecorrelation signalはこのNPAで欠損している（図6-1F, G）．

　網膜血管病変の形態評価には蛍光漏出の影響を受けないOCTAが有効である．RVO症例におけるOCTAを利用したいくつかの臨床研究において，RVOに伴う網膜血管病変は，浅層に比べ深層でより高度であったことが最近報告された．深層の毛細血管網が浅層に比べて主要静脈からより末梢側に位置することを考えれば，これらは当然の結果かもしれない．

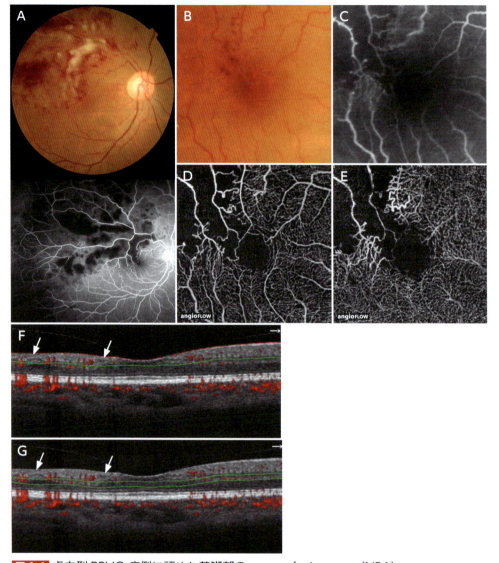

図 6-1 虚血型 BRVO 症例に認めた黄斑部の nonperfusion area（NPA）

A 右眼 BRVO のカラー眼底写真（上段）と広角 FA 写真の早期像（下段）．閉塞領域に黄斑部を含む広範な NPA を認める．初診から 1 年後に撮影した黄斑部のカラー写真（**B**），FA 早期像（**C**），OCTA（AngioVue, Optovue 社）の浅層（**D**），および深層の毛細血管網（**E**）．耳上側の傍中心窩領域に明瞭な NPA を認める．
F，**G** D, E の中心窩を横断する OCT B スキャン画像．OCTA 上の NPA に相当する網膜内層は局所的に菲薄化し（矢印部），血流を示す赤色の decorrelation signal はこの NPA 部で欠損している．

RVOに伴うNPAと視機能との関連

症例 2
図6-2

82歳女性
左眼の急性期BRVO
左眼視力(0.1)

　初診時，黄斑浮腫を併発し左眼視力は(0.1)であった．黄斑浮腫に対する治療として，抗VEGF薬の硝子体内注射を初期に3回行ったところ，黄斑浮腫は完全に消失した(図6-2A-C)．また，OCTのBスキャン画像上，中心窩の視細胞層は良好に保持されていた(図6-2B)．しかし，左眼視力は(0.2)と改善は限定的であった．黄斑浮腫消失時に，OCTA(図6-2D, E)と微小視野計(図6-2F)を実施したところ，上方の傍中心窩領域に明瞭かつ広範なNPAを伴っており(図6-2D, E)，同部位は，OCTのthickness mapにおいて菲薄化網膜として認められ(図6-2C)，また，微小視野計において網膜感度が著明に低下していることがわかった(図6-2F)．

　これまで，RVO症例の視機能の検討には，黄斑浮腫の程度や中心窩視細胞層のOCTによる評価が重要視されてきた．しかし，今後は，これらOCT所見の他にOCTAによるfoveal avascular zone (FAZ)や傍中心窩領域のNPAの拡大にも注意する必要があるかもしれない．

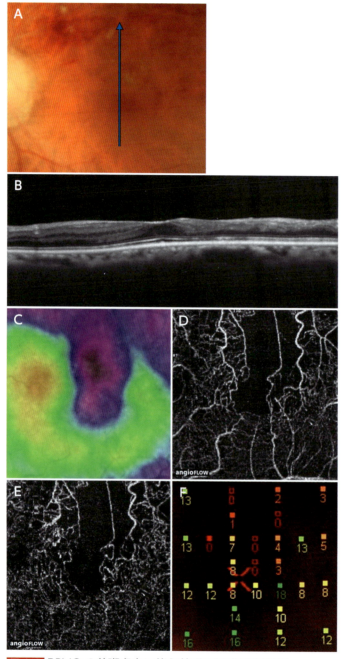

図 6-2 BRVO の黄斑虚血に伴う著明な網膜感度低下

抗 VEGF 治療により黄斑浮腫の吸収した左眼 BRVO 症例. **A** 左眼カラー眼底写真, **B** A の矢印を通る OCT B スキャン像, **C** OCT thickness map, OCTA(AngioVue, Optovue 社)の浅層(**D**), および深層(**E**)の毛細血管網. **F** 微小視野計による黄斑部網膜感度. OCTA 上, 閉塞領域である下側の傍中心窩領域には明瞭な NPA を認め(D, E), 同部位の網膜内層は菲薄化し(B, C), 著明な網膜感度低下を伴っている(F).

RVO に伴う乳頭新生血管(NVD)

症例 3 図6-3	70歳男性
	発症から約1年経過している右眼の陳旧期 BRVO
	右眼矯正視力(0.2)

　検眼上，neovascularization of the disc(NVD)は明らかでない(図6-3A)．FA では，中〜後期にて軽度の蛍光漏出を認め NVD の存在が示唆されるも(図6-3C)，早期像(図6-3B)では NVD の血管形態は明瞭に描出されていない．この部位を OCTA で評価してみると(図6-3D-F)，網膜硝子体界面(図6-3D)から網膜表層の level(図6-3E, F)に，主要網膜静脈に一部連絡する，主要静脈に比べ非常に細径の血管形態を認める(矢印)．この血管成分を横断する OCT B スキャン画像において，後部硝子体膜(矢頭)にも血流を示す decorrelation signal を認め(図6-3H)，disc 上の細径の血管が NVD であることが理解できる．さらに 7 か月経過した時点でこの部位を OCTA で再評価した(図6-3G, I)．前回の評価後以降，併発していた黄斑浮腫に対して抗 VEGF 治療を施行している．治療後，NVD が縮小している様子がよくわかる(図6-3G)．

　なお，OCTA 画像を評価する際には，その元となる B スキャン像の画質とその層別化(segmentation)の精度を確認する必要がある．

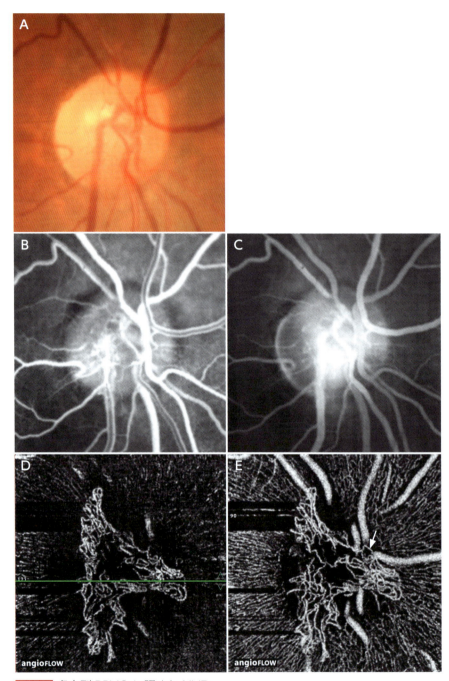

図6-3 虚血型 BRVO に認めた NVD
発症約 1 年後の右眼虚血型 BRVO. 視神経乳頭のカラー眼底写真（**A**），**B** FA の早期像（注射後 18 秒），**C** FA 中期像（注射後 2 分），OCTA の vitreous モード（**D**），RPC モード（**E**）．

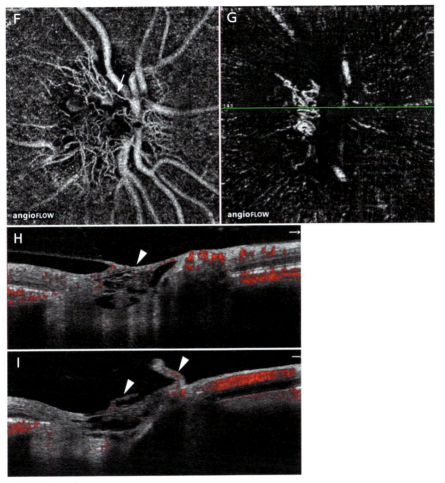

図 6-3（つづき）

optic nerve head モード（**F**）において，網膜硝子体界面から網膜表層の level に，主要網膜静脈に一部連絡する，主要静脈に比べると非常に細径の血管形態を認める（矢印）．**G**，**I** 7 か月後の OCTA 画像．縮小した NVD を認める．**H** D の緑線に沿う OCT B スキャン画像．後部硝子体膜にも血流を示す赤色の decorrelation signal を認め NVD を示唆する（矢頭）．

陳旧期 BRVO に認める毛細血管瘤 (MA)

症例 4 図6-4	75歳女性
	発症から3年経過した左眼の陳旧期 BRVO
	左眼矯正視力 (0.9)

　黄斑浮腫は伴わず無治療にて経過観察していたが，最近になって左眼の視力低下と歪視の出現を認め再診となった．再診時の左眼視力は (0.9)．検眼上，上方の傍中心窩領域に毛細血管瘤 (MA) と中心窩に CME を認めた (図6-4A, B)．FA 早期像 (図6-4C) では，中心窩から上方の傍中心窩領域に数個の MA を認め，後期像 (図6-4D) では，それら MA の周囲に中等度の蛍光漏出を認めた．漏出は一部中心窩に及んでおり，MA の存在が CME の原因となっていることが示唆される．同部位を OCTA で観察すると，蛍光漏出の影響を受けない MA が明瞭に弁別される (図6-4E, F，矢印)．注意すべきは，黄色矢印で示した MA は浅層 (図6-4E) と深層血管網 (図6-4F) に同時に映りこんでいる点である．深層に映りこんだもの (図6-4F，赤矢印) は，プロジェクションアーチファクトの可能性がある．

　OCTA では，血管病変の形態が蛍光漏出の影響を受けずに描出できるメリットがあるが，それは同時に，血管の機能的変化を反映しないというデメリットとなる．

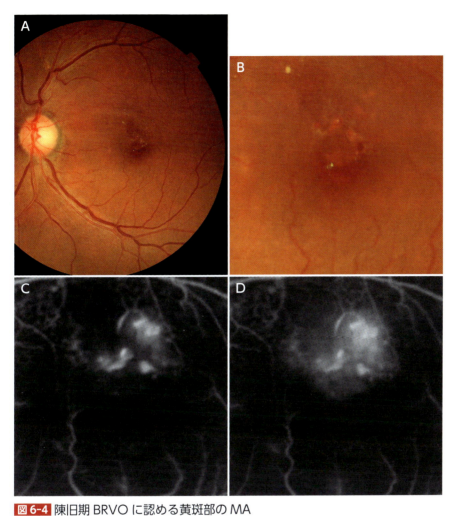

図 6-4 陳旧期 BRVO に認める黄斑部の MA
A 左眼カラー眼底写真．**B** パネル A における黄斑部の拡大図．**C** FA 早期像．**D** FA 後期像．FA 後期にて中心窩，上方の傍中心窩領域の MA から中等度の蛍光漏出を認め，漏出は一部中心窩に及ぶ．

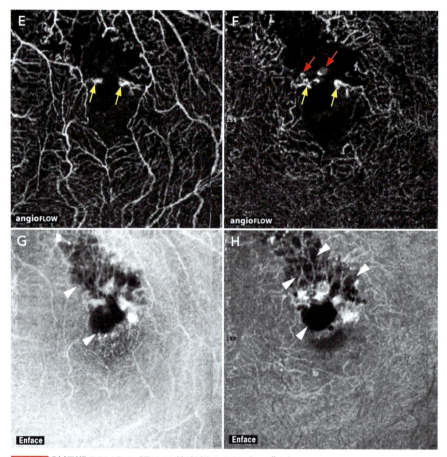

図 6-4 陳旧期 BRVO に認める黄斑部の MA（つづき）

同部の OCTA, en face OCT の浅層像（E, G），深層像（F, H）. OCTA では FA で認めた蛍光漏出は認めず，foveal capillary ring の断裂やその断端の MA 形成（矢印），傍中心窩領域の NPA の拡大が明瞭に描出されている．中心窩の cystoid space や傍中心窩の蜂巣様の cystoid spaces（矢頭）も明瞭に描出されている．

RVOに認める異常血管網

OCTAを用いると，MAやNPA以外にも，細小動静脈や毛細血管の形態異常を明瞭に検出することが可能である．

症例 5 図6-5	77歳女性
	右眼耳下側の陳旧期BRVO
	右眼矯正視力(0.6)

カラー眼底写真では下方の閉塞領域に白線化血管と中心窩のcystoid spaceが認められる(図6-5A)．FAの後期像(図6-5C)では，蛍光漏出のため，血管病変の形態はわかりにくいが，中期像(図6-5B)では，下方のみならず上方の傍中心窩領域に細小静脈，毛細血管の拡張(telangiectasia)と蛇行を認める．同部位のOCTAにおいて，浅層(図6-5D)では，下側を中心として細小静脈・毛細血管の比較的緩いピッチの蛇行と拡張(図6-5D，矢印)が認められ，NPA(＊)も比較的明瞭である．深層(図6-5E)では，deep capillaryを主体としたピッチのより短い蛇行(図6-5E，矢印)が浅層に比べ際立っている．

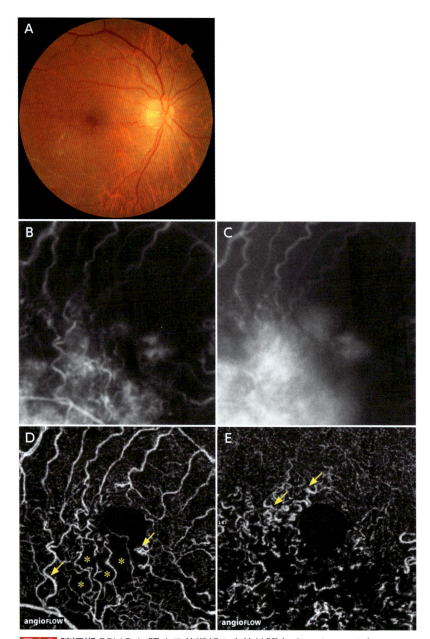

図6-5 陳旧期 BRVO に認める黄斑部の血管拡張（telangiectasia）
発症約2年後の右眼耳下側の BRVO. **A** 右眼カラー眼底写真では閉塞領域に白線化血管と CME を認める. 黄斑部 FA の中期像（**B**），後期像（**C**）．中期には，耳下側の傍中心窩領域を主体として，細小静脈～毛細血管の拡張と軽度の蛍光漏出を認める．FA 後期像（C）では，旺盛な蛍光漏出にて血管形態の詳細はわかりにくい．**D**, **E** FA 像と同部位の OCTA の浅層と深層像．蛍光漏出の影響を受けないため，中心窩から傍中心窩領域の血管形態が非常に明瞭に描出される．浅層では，下方をメインに細小静脈や毛細血管の拡張・蛇行と，明瞭な NPA を認め，深層では，deep capillary のピッチのより短い蛇行が浅層に比べ際立っている．

CRVO に認める乳頭部側副血行路

陳旧期の CRVO 症例の disc 上には，側副路（collateral vessel）の形成が時々認められる．これは，篩状板 level に存在するとされる中心静脈内の閉塞部を迂回してできる網膜静脈と脈絡膜血管とのバイパスである．併発する黄斑浮腫の予後や血管新生緑内障への進展などの関連についてははっきりと定まっていない．形態上，NVD との鑑別が必要となる．

症例 6 図6-6	72歳男性
	左眼陳旧期 CRVO
	左眼矯正視力(0.8)

発症後1か月（図6-6A），9か月（図6-6B），6年（図6-6C）のカラー眼底写真が示されている．発症後9か月の時点では，disc 上に側副路の形成ははっきりしないが（図6-6B），6年経過した時点では，上側を中心に拡張・蛇行した側副血管を認める（図6-6C）．NVD と異なり，側副血管の径は主要静脈とあまり変わらない．図6-6D の緑線に沿う OCT B スキャン像をみると，赤色の血流を示す decorrelation signal は網膜，脈絡膜に認めるが網膜硝子体界面には認めないことがわかる（図6-6E）．この点において，NVD とははっきりと鑑別可能である．

第6章 網膜動静脈閉塞性疾患

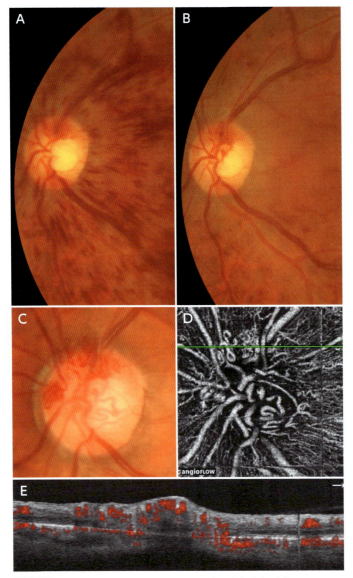

図6-6 陳旧期 CRVO に認める disc 上の側副路形成

72歳男性の左眼慢性期 CRVO 症例．発症後1か月（A），9か月（B），6年（C）の左眼カラー眼底写真．発症後9か月の時点では，collateral vessel の形成ははっきりしないが（B），6年経過した時点では，上側を中心に拡張・蛇行した側副路血管を認める（C）．NVD と異なり，血管径が主要静脈とあまり変化ない．**D** C と同部位の OCTA．カラー写真に比べ，側副路血管の形態がより明瞭に描出されている．**E** D の緑矢印に沿う OCT B スキャン像．赤色の血流を示す decorrelation signal は網膜，脈絡膜に認めるが網膜硝子体界面には認めない．NVD とは，この点においてはっきりと鑑別可能である．

BRAO に認める網膜虚血(軽度)

症例 7 図6-7	68歳男性
	左眼 BRAO
	左眼矯正視力(1.0)

　高血圧に対し内服加療中であった．2日前に左眼の急な視野異常の自覚から近医を受診し，左眼網脈動脈分枝閉塞症(branch retinal artery occlusion：BRAO)と診断された．当科初診時左眼矯正視力は(1.0)であった．カラー眼底写真上，下方の傍中心窩領域に網膜白濁と，下方，耳下側を灌流する主要網膜動脈内に血栓を示唆する白色病変を認める(図6-7A)．FAの早期像では，視神経乳頭下側と耳下側の網膜動脈に狭細化と血栓を示唆する低蛍光部(図6-7B，矢印)を認めるが，すでに再灌流が得られている．図6-7には，浅層(図6-7C, D)と深層(図6-7E, F)の黄斑部 OCTA と en face OCT 像が示されている．en face OCT 像では，眼底写真の網膜白濁部に一致するびまん性の高反射領域を認めるも(図6-7D, F)，OCTA 上，NPA は判然としない(図6-7C, E)．図6-7C-F の緑線に沿う OCT B スキャン(図6-7G)，血流を赤色で示す decorrelation OCT 像(図6-7H)をみると，内顆

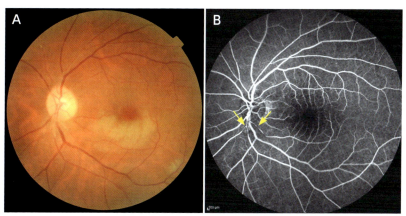

図6-7 BRAO に認める軽度網膜循環不全
発症2日後の左眼 branch retinal artery occlusion(BRAO)症例．左眼視力は(1.0)．カラー眼底写真(A)上，下方の傍中心窩領域に網膜白濁と，下方，耳下側を灌流する主要網膜動脈内に血栓を示唆する白色病変を認める．B FA の早期像．乳頭下側と耳下側の網膜動脈に狭細化と血栓を示唆する低蛍光部(矢印)を認めるが，すでに再灌流が得られている．

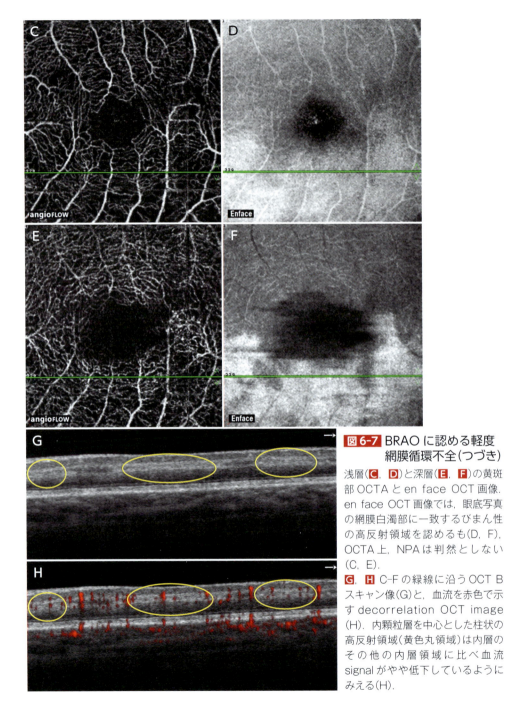

図6-7 BRAO に認める軽度網膜循環不全(つづき)

浅層(C, D)と深層(E, F)の黄斑部 OCTA と en face OCT 画像. en face OCT 画像では,眼底写真の網膜白濁部に一致するびまん性の高反射領域を認めるも(D, F),OCTA 上,NPA は判然としない(C, E).

G, H C-F の緑線に沿う OCT B スキャン像(G)と,血流を赤色で示す decorrelation OCT image(H). 内顆粒層を中心とした柱状の高反射領域(黄色丸領域)は内層のその他の内層領域に比べ血流 signal がやや低下しているようにみえる(H).

粒層を中心とした柱状の高反射領域(黄色丸領域)はそれ以外の内層領域に比べ血流 signal がやや低下しているようにみえる.

BRAO に認める網膜虚血（重度）

症例 8
図6-8

80 歳女性
右眼 BRAO
右眼矯正視力 (0.1)

　高血圧と糖尿病に対して内服加療を行っている．3 日前に左眼の急な視力低下と視野異常を自覚し近医を受診したところ，右眼 BRAO と診断された．当科初診時の右眼視力は (0.1) であった．カラー眼底写真上，黄斑部下方に網膜白濁を認める（図 6-8A）．FA の中期像（注射後 3 分）では，視神経乳頭耳下側の主要網膜動脈に血栓を示唆する過蛍光所見を認め，その末梢にはまだフルオレセインの充盈が認められず，動脈閉塞が高度であることが示唆された（図 6-8B）．図 6-8 には，黄斑部の浅層の OCTA（図 6-8C）と enface OCT 像（図 6-8D），深層の OCTA（図 6-8E）が示されている．enface OCT 像では下方の傍中心窩領域にびまん性の高反射領域を認め（図 6-8D），OCTA では，同部位は NPA として認められる（図 6-8C, E）．図 6-8C-E の緑線に沿う OCT B スキャン像（図 6-8F）と，decorrelation OCT 像（図 6-8G）では，FA や OCTA において NPA として認められる部位に一致し

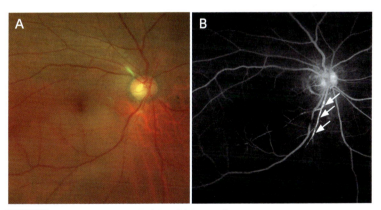

図 6-8 BRAO に認める高度網膜循環不全
80 歳女性．発症 3 日後の右眼 BRAO 症例．右眼視力は (0.1)．黄斑部の右眼カラー眼底写真（A）と FA 中期像（B，注射 3 分後）．FA では，耳下側の主要網膜動脈に血栓を示唆する過蛍光所見を認め，その末梢にはまだフルオレセインの充盈が認められず，動脈閉塞が高度であることが示唆される (B)．

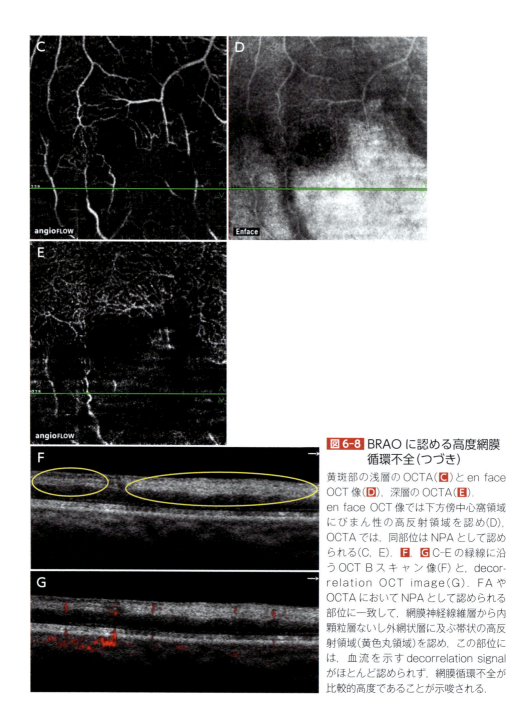

図6-8 BRAO に認める高度網膜循環不全（つづき）

黄斑部の浅層のOCTA(**C**)とen face OCT 像(**D**)，深層のOCTA(**E**). en face OCT 像では下方傍中心窩領域にびまん性の高反射領域を認め(D)，OCTA では，同部位はNPAとして認められる(C, E). **F**，**G** C-Eの緑線に沿うOCT Bスキャン像(F)と，decorrelation OCT image(G). FA やOCTA において NPA として認められる部位に一致して，網膜神経線維層から内顆粒層ないし外網状層に及ぶ帯状の高反射領域（黄色丸領域）を認め，この部位には，血流を示すdecorrelation signal がほとんど認められず，網膜循環不全が比較的高度であることが示唆される．

て，網膜神経線維層から内顆粒層ないし外網状層に及ぶ帯状の高反射領域（黄色丸領域）を認め，この部位には血流を示すdecorrelation signalはほとんど認められず，網膜循環不全が症例7に比べ高度であることが示唆される．

大動脈炎症候群（高安病，脈なし病）

網膜循環疾患におけるOCTAの一番の有用性は，受診日ごとに検査を実施できることにある．

症例 9 図6-9	60歳女性 精査を経て，10年前に大動脈炎症候群の診断を受けている 右眼矯正視力(0.7)，左眼矯正視力(0.9)

内科にてステロイド加療を一時受けていたが，炎症所見の鎮静化が長らく得られており，無治療で経過観察されていた．当科では眼合併症の有無に関して定期観察しており，眼症状もなく今まで安定していたが，今回，1か月前から右眼中心視野が一過性に暗くなるとの訴えにて不定期の受診となった．視力は右眼(0.7)，左眼(0.9)と，従来に比べ左右ともにやや低下，眼圧は左右とも15 mmHgであった．隅角は左右ともにwide openであったが右眼に虹彩ルベオーシスが出現していた．眼底は，両眼の網膜動・静脈の狭細化・直線化・多分岐化を認め，これらは今までと同様であった（図6-9A, C）．網膜循環動態の把握のため，広角FAを施行すると（図6-9B, D），両眼ともに周辺網膜に広範なNPAと，左眼には鼻側周辺に新生血管(NVE)を認めた（図6-9D）．黄斑部に注目すると，両眼ともにFAZが拡大しており，特に右眼では傍中心窩領域のcapillary dropout(NPA)が左眼に比べ高度であった（図6-9E, I）．これらNPAの所見は，FA（図6-9E, I）に比べOCTA（図6-9F, J）でより高コントラストに描出されていた．retinal thickness map（図6-9G, K）では，右眼に傍中心窩領域のNPAに一致する網膜の菲薄化が認められ（図6-9G），微小視野計（図6-9H, L）では，NPAに一致する網膜感度の低下が右眼でより高度であった．視力障害が間欠性である理由として，本所見のみでは不十分であるが，黄斑部で認められたこれらの網膜循環不全が主訴の一因になっている可能性はある．

本症例は，両総頸動脈に狭細化を認め，脳神経外科的アプローチの適応を検討中である．また，血液検査の炎症マーカー値に応じて，ステロイド治療の再開を内科に相談中である．眼科では，両眼周辺部のNPAに対して，汎網膜光凝固術を施行した．視機能，眼圧ともに現時点で悪化を認めない．

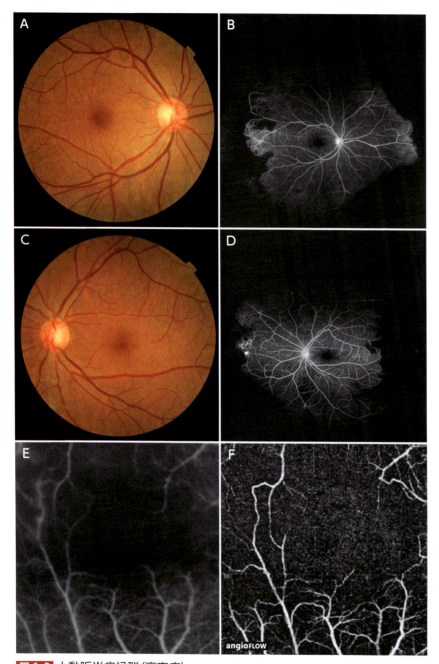

図6-9 大動脈炎症候群(高安病)

A, **C**カラー眼底写真．両眼の網膜動・静脈の狭細化・直線化・多分岐化を認める．広角FA(**B**, **D**)にて，両眼の周辺網膜に広範なNPA(B, D)と，左眼の鼻側周辺にはNVEを認める(D). NPAは，FA(**E**, **I**)に比べOCTA(**F**, **J**)でより明瞭に描出されているようである．黄斑部は，両眼ともにFAZが拡大し，特に右眼では傍中心窩領域のNPAが左眼に比べ広い(F).

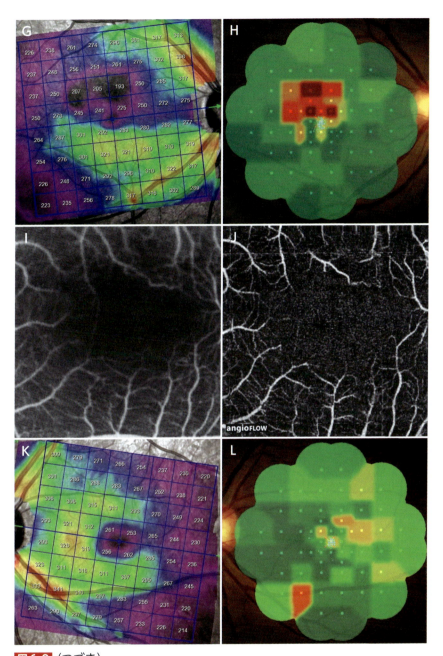

図 6-9 (つづき)

retinal thickness map (G, K) では，右眼には傍中心窩の NPA に一致する寒色で示される網膜厚の菲薄化が認められ (G)，微小視野計 (H, L) では，NPA に一致する暖色で示される感度低下が右眼でより高度である。

第7章

神経眼科疾患・その他

前部虚血性視神経症(AION)

症例 1
図7-1〜4

64歳男性
前部虚血性視神経症(anterior ischemic optic neuropathy：AION)
左眼矯正視力(1.5)

1週間前からの左眼の下方視野欠損を主訴に来院．眼底写真(図7-1A)にて視神経乳頭の蒼白な腫脹を認め，一部乳頭出血を伴っていた．僚眼(図7-1B)の視神経乳頭陥凹は小さい(いわゆるcrowded disc)．SD-OCT(図7-1C, D)では，左眼の視神経乳頭周囲網膜神経線維(RNFL)が全周性に腫脹し，特に下方に強い腫脹を認めた．さらに，マイクロペリメトリー1(図7-1E)では，上方の網膜感度低下(下方の水平視野障害に対応)を認めた．

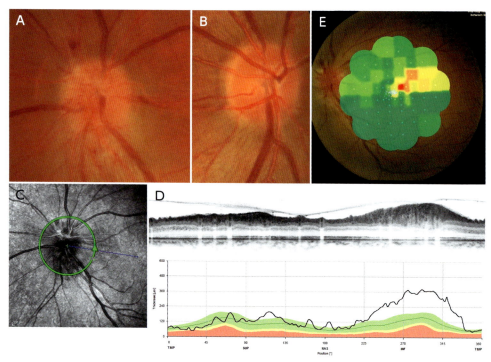

図7-1 前部虚血性視神経症(急性期)
A 左眼眼底写真．**B** 右眼眼底写真．**C** 左視神経乳頭IR画像．**D** 乳頭周囲網膜神経線維層(cpRNFL)厚．**E** 左眼のマイクロペリメトリー1画像．

OCTA（図7-2A-C）にて，発症10日後の急性期には網膜血管および網膜毛細血管が拡張しており，耳上側の網膜毛細血管の脱落がみられる．一方，Bスキャン画像（図7-2D）でもわかるように，乳頭腫脹の強い急性期には，網膜浮腫により脈絡膜循環の評価は困難である．同一日に撮影されたレーザースペックルフローグラフィ（図7-2E）では，患眼の乳頭上側の灌流低下が示唆される．

発症3か月後の慢性期では，下方の水平視野障害は残存し（図7-3A），視野障害に一致した部位のRNFLは菲薄化（図7-3B）している．OCTA（図7-3C）では鼻側〜上側〜耳上側にかけて広範囲にわたり網膜毛細血管の脱落を認める．この時期では，急性期に評価できなかった脈絡膜循環の評価が

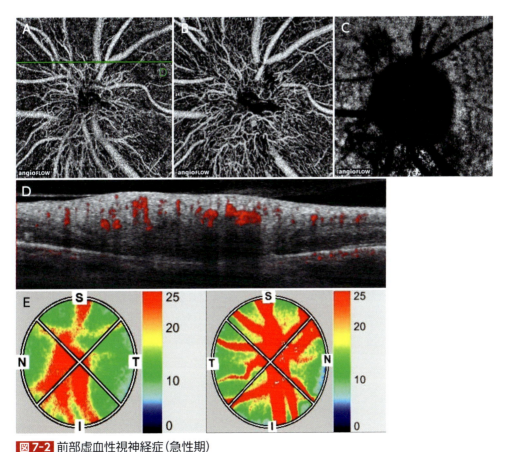

図7-2 前部虚血性視神経症（急性期）
A 表層のen face OCTA．**B** 全層のen face OCTA．**C** 脈絡毛細血管板のen face OCTA．**D** OCTAのBスキャン画像．**E** 両視神経乳頭のレーザースペックルフローグラフィ画像．

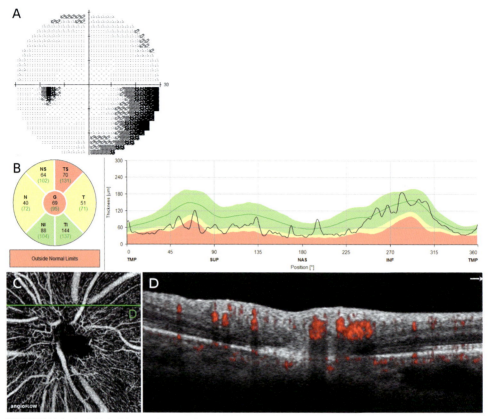

図7-3 前部虚血性視神経症（慢性期）
A Humphrey 30-2 静的視野検査のグレースケール．**B** 乳頭周囲網膜神経線維層（cpRNFL）厚．**C** 表層の en face OCTA．**D** OCTA の B スキャン画像．

可能である（図7-3D）．

　図7-4は，発症12か月後の非動脈炎性前部虚血性視神経症（non-arteritic-AION：NA-AION）の別症例である．下方視野欠損に対応した上方視神経乳頭の限局性萎縮を認めており，やはりOCTAでRNFLの菲薄化した領域を越えて広範囲に網膜毛細血管の脱落を認める．

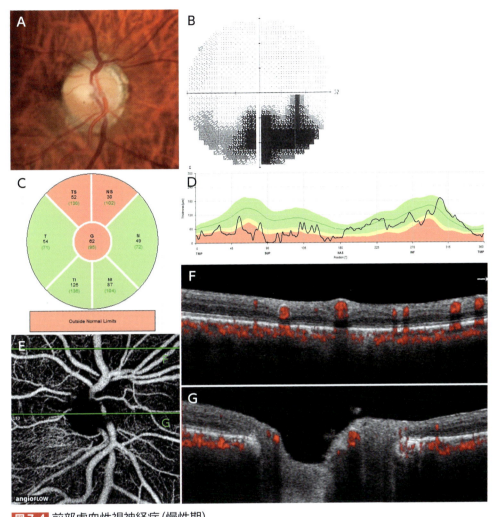

図 7-4 前部虚血性視神経症（慢性期）

A 右眼眼底写真．B Humphrey 30-2 静的視野検査のグレースケール．C, D 乳頭周囲網膜神経線維層（cpRNFL）厚．E 表層の en face OCTA．F, G OCTA の B スキャン画像

視神経網膜炎

症例 2-1 図7-5	48歳女性
	視神経網膜炎
	左眼矯正視力（1.2）

　感冒症状が軽快した後に，左眼の見えにくさを自覚したため受診．左矯正視力は1.2であったが，眼底所見（図7-5A）やSD-OCT（図7-5B・C）で左視神経乳頭の著明な腫脹および乳頭黄斑間に白色斑，浮腫性変化を認めた．フルオレセイン蛍光眼底造影（FA：図7-5D）では，視神経乳頭からの蛍光色素漏出が著明である．ネコを飼育しており，ネコひっかき病による視神経網膜炎が疑われた症例である．OCTA（図7-5E）では，網膜血管および網膜毛細血管の蛇行・拡張が確認できる．FAとは異なり，OCTAでは蛍光漏出の影響を受けないために，血管形態の変化を捉えるのに適している．

症例 2-2 図7-6	69歳女性
	視神経網膜炎
	左眼矯正視力（0.6）

　初診時は左矯正視力（0.6），眼底所見（図7-6A）やSD-OCT（図7-6B）で左視神経乳頭は腫脹しており網膜出血や硬性白斑を認める．FA（図7-6C）では網膜血管の蛍光漏出を認め，OCTA（図7-6D）では，網膜表層血管および網膜毛細血管の蛇行・拡張が確認できる．
　ステロイド内服により視神経乳頭腫脹は軽快し（図7-6F），治療2か月で両眼とも矯正視力（0.9）まで改善した．改善後のOCTA（図7-6E）では，網膜表層血管の蛇行・拡張は改善してきているが，一部に網膜表層血管の脱落を認める．

視神経網膜炎

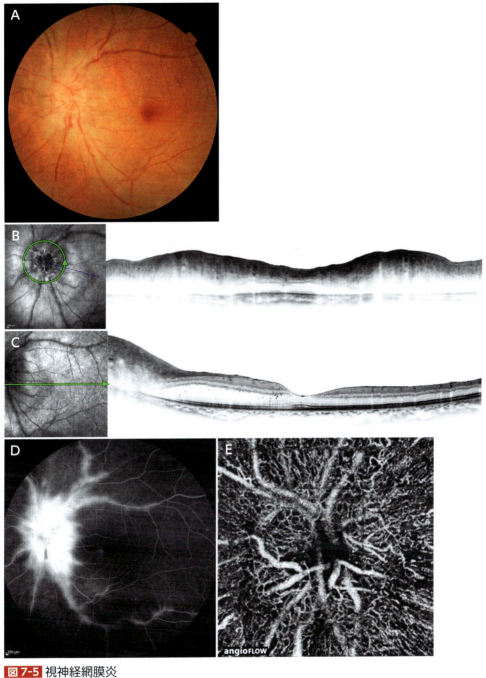

図7-5 視神経網膜炎
A 左眼眼底写真. B 乳頭サークル OCT スキャン画像. C 中心窩における水平断 OCT スキャン画像. D FA. E 全層の en face OCTA.

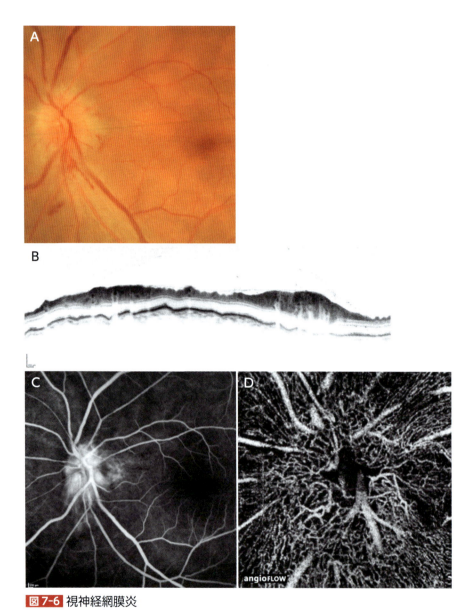

図7-6 視神経網膜炎
初診時：**A** 左眼眼底写真．**B** 乳頭サークル OCT スキャン画像．**C** FA．**D** 表層の en face OCTA．

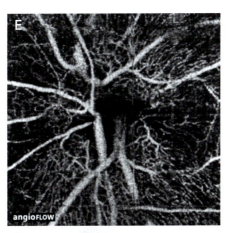

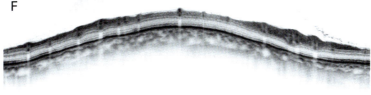

図 7-6(つづき)
治療 2 か月後: **E** 表層の en face OCTA. **F** 乳頭サークル OCT スキャン画像.

圧迫性視神経症

症例 3 図7-7	60歳男性
	下垂体腫瘍による圧迫性視神経症
	右眼矯正視力（1.5）　左眼矯正視力（1.2）

　視野欠損を自覚したため，眼科受診．眼底写真（図7-7A, B）で視神経乳頭の軽度耳側蒼白を認め，SD-OCT（図7-7C, D）では視野欠損に一致した視神経乳頭の耳側および鼻側の網膜神経線維の菲薄化を認めた（band atrophy）．視野検査（図7-7E, F）では両耳上側の視野欠損を認めた．視野障害パターンから視交叉部での圧迫性病変が疑われたため，頭部MRI（図7-7G）を施行したところ，視交叉を圧迫する下垂体腫瘍を認めた．OCTA（図7-7H, I）では，RNFLの菲薄化に相当する部分の網膜毛細血管の脱落が確認できる．

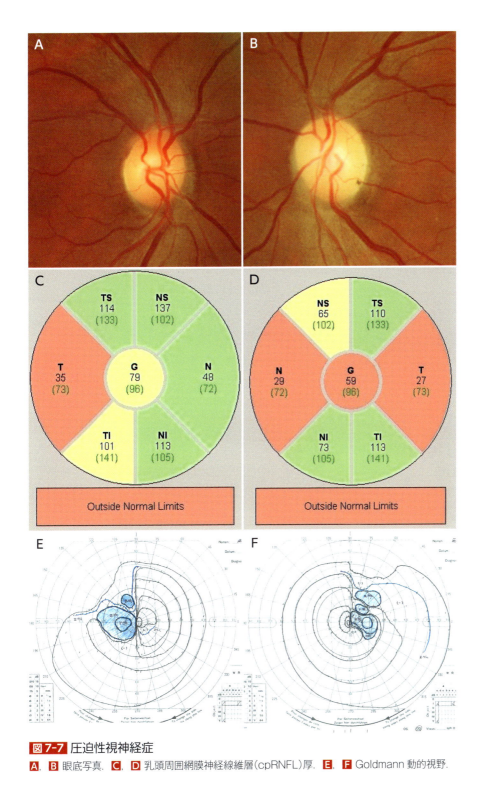

図7-7 圧迫性視神経症
A, B 眼底写真. C, D 乳頭周囲網膜神経線維層(cpRNFL)厚. E, F Goldmann動的視野.

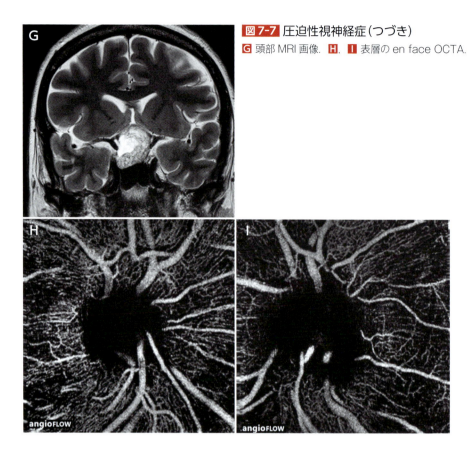

図7-7 圧迫性視神経症（つづき）
G 頭部MRI画像. **H**, **I** 表層のen face OCTA.

視神経鞘髄膜腫

症例 4
図7-8

75歳女性
視神経鞘髄膜腫
左眼光覚(＋)

　左視力低下を指摘されて受診した．すでに光覚(＋)であり，眼底写真(図7-8A)では左視神経乳頭の蒼白化を認めた．さらに，SD-OCT(図7-8B, C)では視神経乳頭の網膜神経線維は全周性に菲薄化を認めた．頭部MRI(図7-8D, E)で眼窩内に視神経鞘髄膜腫が確認された．OCTA(図7-8F)では，乳頭周囲の広範な網膜毛細血管の脱落を認め，乳頭内はoptociliary shunt vessel(OCSV：矢頭)が多数描出される．OCSVは，視神経乳頭部に生じる網膜中心静脈系と脈絡膜静脈系との間にできる短絡路のことであり，網膜中心静脈閉塞症(CRVO)や視神経の圧迫性病変でしばしば認める所見であり，網膜病変のない症例でこれを認めた場合は髄膜腫などの腫瘍を考慮する重要なサインである．

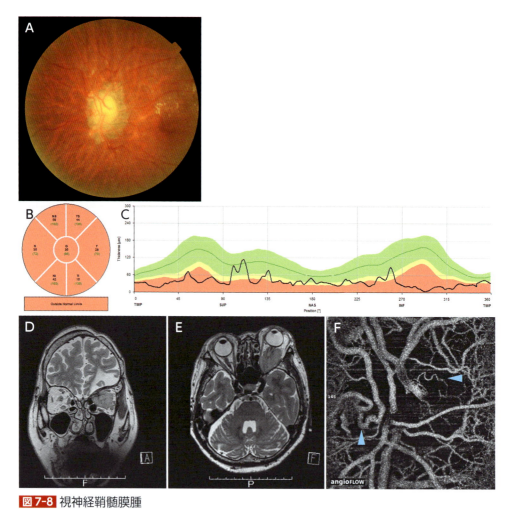

図7-8 視神経鞘髄膜腫
A 左眼底写真．**B**，**C** 乳頭周囲網膜神経線維層(cpRNFL)厚．**E**，**F** Goldmann 動的視野．**D**，**E** 頭部MRI 画像．**F** 全層の en face OCTA．

乳頭腫瘍

症例5 図7-9	51歳女性
	乳頭部黒色細胞腫
	右眼矯正視力（1.0）

　人間ドックにて眼底異常を指摘されて来院された．眼底写真（図7-9A）では右視神経乳頭に黒色細胞腫を認め，SD-OCT（図7-9B, C）では，腫瘍が網膜組織を穿破しているようだがその境界は不明瞭である．

　OCTA（図7-9D, E）では，一部網膜組織の血流シグナルが欠損しており，Bスキャンと組み合わせることで網膜穿破部分がより明確になる．また，黒色細胞腫内の豊富なメラニン色素のブロックにより，腫瘍内および腫瘍下の血流は検出されない．

第7章 神経眼科疾患・その他

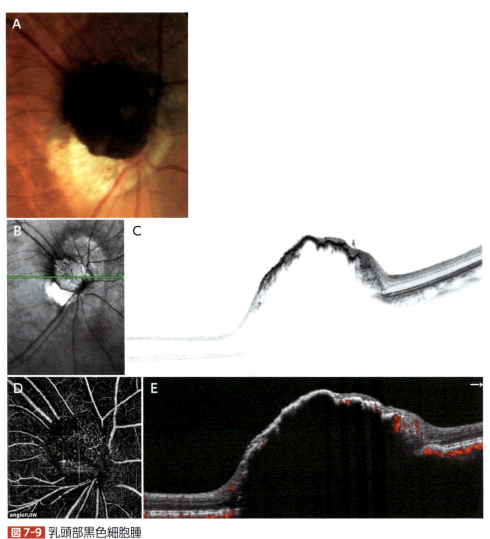

図7-9 乳頭部黒色細胞腫
A 右眼底写真．**B**, **C** 視神経乳頭部における水平断 OCT スキャン画像．**D** 表層の en face OCTA．**E** OCTA の B スキャン画像

索 引

欧文

A

A スキャン 2
angioid streaks (AS) 52
anterior ischemic optic neuropathy (AION) 146

B

B スキャン 2
band atrophy 154
branch retinal artery occlusion (BRAO) 137, 139
branch retinal vein occlusion (BRVO) 122, 130, 133
bump sign 44

C

central retinal vein occlusion (CRVO) 122, 135
choroidal neovascularization (CNV) 30
circumpapillary RNFL (cpRNFL) 66
CNV, myopic 49
collateral vessel 135
crowded disc 146
cystoid macular edema (CME) 94
cystoid space 102, 133

D, E

decorrelation 6
decorrelation image 6
deep capillary 133
diabetic macular edema (DME) 94
en face OCT 画像 4

F

fluorescein angiography (FA) 16
―― と OCTA の描出の違い 22

foveal avascular zone (FAZ) 22

G

ganglion cell layer (GCL) の菲薄化 69, 76
geographic atrophy (GA) 47

I

indocyanine green angiography (ICGA) 16
―― と OCTA の描出の違い 22
intraretinal microvascular abnormalities (IRMA) 80

M

macular telangiectasia (MacTel) 54
―― type 1 54
―― type 2 56, 59
microaneurysm (MA) 88, 130
moving average 3
myopic CNV 49

N

neovascularization elsewhere (NVE) 114
neovascularization of the disc (NVD) 112, 127
nerve fiber layer defect (NFLD) 66
non-arteritic-AION (NA-AION) 148
nonperfusion area (NPA) 85, 123, 125

O

OCT アンギオグラフィ (OCT angiography : OCTA) 2
―― による正常眼底像 16
―― の原理 6
optical coherence tomography (OCT) 2
optociliary shunt vessel (OCSV) 157

P

pachychoroid neovasculopathy 42
―― の診断基準 42

pachychoroid pigment epitheliopathy (PPE) 42
peripapillary atrophy (PPA) 66
polypoidal choroidal vaculopathy (PCV) 38
preperimetric glaucoma (PPG) 76
proliferative diabetic retinopathy (PDR) 80

R

radial peripapillary capillaries (RPCs) 16, 113
reticular pseudodrusen 44, 47
retinal angiomatous proliferation (RAP) 44
retinal nerve fiber layer (RNFL) 66
―― 欠損 66
―― の菲薄化 66, 73, 76
rim の菲薄化 73

S

scanning laser ophthalmoscope (SLO) 5
serous retinal detachment (SRD) 94
spectral-domain (SD) 方式 2
swept-source (SS) 方式 2

T, V

telangiectasia 133
type1 CNV 32
type2 CNV 36
type 3 neovascularization 44
volume scan 2

和文

あ

アーチファクト 9
――, OCT データ取得，生成過程における 10
――, セグメンテーションの失敗による 14
――, 対象眼の本質的な特性による 9

索引

アーチファクト，目の動きの補正が不完全なことによる　12
圧迫性視神経症　154

■ い，え，お

インドシアニングリーン蛍光造影　16
── と OCTA の描出の違い　22
異常血管網，網膜静脈閉塞症に認める　133
萎縮型 AMD　47
エッジ　4
黄斑部毛細血管拡張症　54

■ き

虚血性黄斑症　106
強度近視を伴う緑内障　73
近視性 CNV　49

■ け

血管像の構築　8
血流信号の検出　6
原発開放隅角緑内障　66

■ こ

抗 VEGF 薬投与後 1 年の糖尿病黄斑浮腫治療経過　102
抗 VEGF 薬投与前後の糖尿病黄斑浮腫　99
硬性白斑　118
黒色細胞腫，乳頭部　159

■ し，す

視神経鞘髄膜腫　157
視神経乳頭　64
──，正常　26
視神経網膜炎　150
硝子体混濁により生じるアーチファクト　10
漿液性網膜剥離　94
神経節細胞層の菲薄化　69
神経線維層欠損　66
滲出型 AMD　32, 36
スペックルノイズリダクション　2

■ せ

セグメンテーション
──，網膜層構造の　3
── の失敗によるアーチファクト　14
正常眼底像，OCTA による　16
正常視神経乳頭　26
前部虚血性視神経症　146

■ そ

走査型レーザー検眼鏡　5
増殖糖尿病網膜症　80, **112**
側副路，disc 上　135
続発緑内障　69

■ た

大動脈炎症候群　141
高安病　141
脱相関　6

■ ち，て

地図状萎縮　47
中心窩無血管域　22
陳旧期 BRVO に認める毛細血管瘤　130
典型 AMD　32

■ と

糖尿病黄斑浮腫　94
──，抗 VEGF 薬投与前後の　99
糖尿病黄斑浮腫治療経過，抗 VEGF 薬投与後 1 年の　102
糖尿病網膜症　79

■ に，の

乳頭腫瘍　159
乳頭周囲網膜神経線維層　66
乳頭周囲網脈絡膜萎縮　66
乳頭新生血管　112
──，網膜静脈閉塞症に伴う　127
乳頭部側副血行路，網膜中心静脈閉塞症に認める　135
乳頭部黒色細胞腫　159
嚢胞様黄斑浮腫　94

■ ひ，ふ

非動脈炎性前部虚血性視神経症　148
フルオレセイン蛍光造影　16
── と OCTA の描出の違い　22
プロジェクションアーチファクト　**10**, 64

ぶどう膜炎関連の続発緑内障　69

■ ほ

ポリープ状脈絡膜血管症　38
放射状乳頭周囲毛細血管　16, 113

■ み

脈なし病　141
脈絡膜新生血管　30
──，近視性　49
脈絡膜中大血管　21
脈絡毛細血管板　18

■ む

無灌流領域　85
──，網膜静脈閉塞症に認める　123
── と視機能との関連，網膜静脈閉塞症に伴う　125

■ も，り

毛細血管瘤　88
──，陳旧期 BRVO に認める　130
網膜虚血，網膜動脈分枝閉塞症に認める　137, 139
網膜血管腫状増殖　44
網膜色素線条　52
網膜静脈分枝閉塞症　122
──，陳旧期　130, 133
網膜静脈閉塞症　122
── に伴う乳頭新生血管　127
── に伴う無灌流領域と視機能との関連　125
── に認める異常血管網　133
── に認める無灌流領域　123
網膜神経線維層欠損　66
網膜浅層　16
網膜層構造のセグメンテーション　3
網膜中心静脈閉塞症　122
──，陳旧期　135
── に認める乳頭部側副血行路　135
網膜動脈分枝閉塞症　137
── に認める網膜虚血　137, 139
網膜内細小血管異常　80
緑内障，強度近視眼　73